读经典 学养生

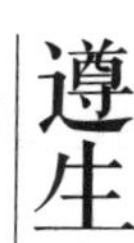

遵生八笺

ZUN SHENG BA JIAN

明 高濂 著

主编 林燕 李文静

中国医药科技出版社

内容提要

《遵生八笺》是明代高濂撰著的养生学著作。本书精选了“八笺”中的四时调摄笺和饮馔服食笺，从切于实用的四时养生和日常饮食两个方面展示古代养生之法。文中配有注解，方便现代读者阅读中医养生经典，品悟与借鉴古代养生方法。

图书在版编目（CIP）数据

遵生八笺 /（明）高濂著；林燕，李文静主编．— 北京：中国医药科技出版社，2017.7

（读经典　学养生）

ISBN 978-7-5067-9243-1

Ⅰ. ①遵…　Ⅱ. ①高…　②林…　③李…　Ⅲ. ①养生（中医）–中国–明代　Ⅳ. ①R212

中国版本图书馆CIP数据核字(2017)第082095号

遵生八笺

美术编辑　陈君杞
版式设计　大隐设计

出版　中国医药科技出版社
地址　北京市海淀区文慧园北路甲 22 号
邮编　100082
电话　发行：010-62227427　邮购：010-62236938
网址　www.cmstp.com
规格　787×1092mm 1/32
印张　10 1/4
字数　159 千字
版次　2017 年 7 月第 1 版
印次　2023 年 3 月第 3 次印刷
印刷　三河市百盛印装有限公司
经销　全国各地新华书店
书号　ISBN 978-7-5067-9243-1
定价　29.00 元

丛书编委会

本书编委会

主　编

林　燕　李文静

副主编

王红彬　常孟然　马淑芳　赵程博文

出版者的话

中医养生学有着悠久的历史和丰富的内涵，是中华优秀文化的重要组成部分。随着人们物质文化生活水平的不断提高，广大民众越来越重视健康，越来越希望从中医养生文化中汲取对现实有帮助的营养。但中医学知识浩如烟海、博大精深，普通民众不知从何入手。为推广普及中医养生文化，系统挖掘整理中医养生典籍，我社精心策划了这套“读经典 学养生”丛书，从浩瀚的中医古籍中撷取20种有代表性、有影响、有价值的精品，希望能满足广大读者对养生、保健、益寿方面知识的需求和渴望。

为保证丛书质量，本次整理突出了以下特点：①力求原文准确，每种古籍均遴选精善底本，加以严谨校勘，为读者提供准确的原文；②每本书都撰写编写说明，介绍原著作者情况，该书主要内容、阅读价值及其版本情况；③正文按段落注释疑难字词、中医术语和各种文化常识，便于现代读者阅读理解；④每本书都配有精美插图，让读者在愉悦的审美体验中品读中医养生文化。

需要提醒广大读者的是，对古代养生著作中的内容我们也要有去粗取精、去伪存真的辩证认识。“读经典 学养生”丛书涉及大量的调养方剂和食疗方，其主要体现的是作者在当时历史条件下的养生方法，而中医讲究辨证论治、因人而异，因此，读者切不可盲目照搬，一定要咨询医生针对个体情况进行调养。

中医养生文化博大精深，中国医药科技出版社作为中央级专业出版社，愿以丰富的出版资源为普及中医药文化、提高民众健康素养尽一份社会责任，在此过程中，我们也期待读者诸君的帮助和指点。

中国医药科技出版社

2017 年 3 月

总序

养生（又称摄生、道生）一词最早见于《庄子》内篇。所谓生，就是生命、生存、生长之意；所谓养，即保养、调养、培养、补养、护养之意。养生就是根据生命发展的规律，通过养精神、调饮食、练形体、慎房事、适寒温等方法颐养身心、增强体质、预防疾病、保养身体，以达到延年益寿的目的。纵观历史，有很多养生经典著作及专论对于今天学习并普及中医养生知识，提升人民生活质量有着重要作用，值得进一步推广。

中医养生，源远流长，如成书于西汉中后期我国现存最早的医学典籍《黄帝内经》，把养生的理论和方法叫作“养生之道”。又如《素问·上古天真论》云：“上古之人，其知道者，法于阴阳，和于术数，食饮有节，起居有常，不妄作劳，故能形与神俱，而尽终其天年，度百岁乃去。”此处的“道”，就是养生之道。

需要强调的是，能否健康长寿，不仅在于能否懂得养生之道，更为重要的是能否把养生之道贯彻应用到日常生活中去。

此后，历代养生家根据各自的实践，对于“养生之道”都有着深刻的体会，如唐代孙思邈精通道、佛之学，广集医、道、儒、佛诸家养生之说，并结合自己多年丰富的实践经验，在《千金要方》《千金翼方》两书中记载了大量的养生内容，其中既有“道林养性”“房中补益”“食养”等道家养生之说，也有“天竺国按摩法”等佛家养生功法。这些不仅丰富了养生内容，也使得诸家传统养生法得以流传于世，在我国养生发展史上，具有承前启后的作用。

宋金元时期，中医养生理论和养生方法日益丰富发展，出现了众多的养生专著，如宋代陈直撰《养老奉亲书》，元代邹铉在此书的基础上继增三卷，更名为《寿亲养老新书》，其特别强调了老年人的起居护理，指出老年之人，体力衰弱，动作多有不便，故对其起居作息、行动坐卧，都须合理安排，应当处处为老人提供便利条件，细心护养。在药物调治方面，老年人气色已衰，精神减耗，所以不能像对待年轻人那样施用峻猛方药。其他诸如周守忠的《养生类纂》、李鹏飞的《三元参赞延寿书》、王珪的《泰定养生主论》等，也均为养生学的发展做出了不同程度的贡献。

明清之际，先后出现了很多著名养生学家和专著，进一步丰富和完善了中医养生学的内容，如明代高濂的《遵生八笺》从气功角度提出了养心坐功法、养肝坐功法、养脾坐功法、养肺坐功法、养肾坐功法，又对心神调养、四时调摄、起居安乐、饮馔服食及药物保健等方面做了详细论述，极大丰富了调养五脏学说。清代尤乘在总结前人经验的基础上编著《寿世青编》一书，在调神、饮食、保精等方面提出了养心说、养肝说、养脾说、养肺说、养肾说，为五脏调养的完善做出了一定贡献。在这一时期，中医养生保健专著的撰辑和出版是养生学史的鼎盛时期，全面地发展了养生方法，使其更加具体实用。

综上所述，在中医理论指导下，先哲们的养生之道在静神、动形、固精、调气、食养及药饵等方面各有侧重，各有所长，从不同角度阐述了养生理论和方法，丰富了养生学的内容，强调形神共养、协调阴阳、顺应自然、饮食调养、谨慎起居、和调脏腑、通畅经络、节欲保精、益气调息、动静适宜等，使养生活动有章可循、有法可依。例如，饮食养生强调食养、食节、食忌、食禁等；药物保健则注意药养、药治、药忌、药禁等；传统的运动养生更是功种繁多，如动功有太极拳、八段锦、易筋经、五禽戏、保健功等，静功有放松功、内养功、强壮功、意气功、真气运行法等，动静结合功有空劲功、形神桩等。无论选学哪种功法，只要练功得法，持之以恒，都可收到健身防病、益寿延年之效。针灸、按摩、推拿、拔火罐等，也都方便易行，效果显著。诸如此类的方法不仅深受我国人民喜爱，而且远传世界各地，为全人类的保健事业做出了应有的贡献。

本套丛书选取了中医药学发展史上著名的养生专论或专著，加以句读和注解，其中节选的有《黄帝内经》《备急千金要方》《千金翼方》《闲情偶寄》《遵生八笺》《福寿丹书》，全选的有《摄生消息论》《修龄要指》《摄生三要》《老老恒言》《寿亲养老新书》《养生类要》《养生类纂》《养生秘旨》《养性延命录》《饮食须知》《寿世青编》《养生三要》《寿世传真》《食疗本草》。可以说，以上这些著作基本覆盖了中医养生学的内容，通过阅读，读者可以在品味古人养生精华的同时，培养适合自己的养生理念与方法。

当然，由于这些古代著作成书年代所限，其中难免有些糟粕或者不合时宜之处，还望读者甄别并正确对待。

翟双庆

2017 年 3 月

编写说明

《遵生八笺》是明代著名养生学著作。书凡十九卷，按内容分为八类，每类一笺，即清修妙论笺、四时调摄笺、起居安乐笺、延年却病笺、燕闲清赏笺、饮馔服食笺、灵秘丹药笺、尘外遐举笺，故名曰“八笺”。其中对养生延年的论述，从身心修养、起居饮食、吐纳导引、灵方妙药，到琴棋书画、花草鱼鸟，无所不及，是一部内容广博又切合实用的养生专著，是我国古代养生学的重要文献之一。

《遵生八笺》一书，是高濂关于养生和医药方面的代表性著作，可谓集养生之大要。本书于明万历十九年（1591）付梓刊行，初刻本名《雅尚斋遵生八笺》，“雅尚斋”为作者书斋名，初刻本简称“雅本”。此后，历代多有翻刻或校订重刊，流传较广，现存版本十余种。本书据巴蜀书社版《遵生八笺》重新整理，文中配有注释，方便读者理解。

本书采集丰富，包罗广博，按其辑录论述内容，分为清修妙论、四时调摄、起居安乐、饮馔服食、燕闲清赏、灵秘丹药和尘外遐举八类，涉及儒、释、道、医、艺术、乐律、器物、饮食、修炼、屋宇园林、人物传记等各个方面，《四库全书总目》将其归列于子部杂家类的杂品一门，即所谓“杂陈众品”。八笺的内容虽然各有不同，但都是围绕着“遵生”这一主旨展开论述，其中既有道德情操的修养，精神、性情的陶冶，又有生活起居的调摄、饮食五味的宜忌、气功导引的修炼、药物服食的调治、游乐艺术的怡悦，等等。全书广集古今嘉言警句和精方良法，融汇各家知识于一炉，从精神、物质、生活、性情等各个方面详细论述了养生调摄的方法。

囿于篇幅，本次整理只精选了“八笺”中的四时调摄笺和饮馔服食笺，从切于实用的四时养生和日常饮食两个方面展示高氏养生之法。

四时调摄笺根据四时不同特点，提出了不同的养生方法，包括气功导引、呼吸吐纳、药物服食、饮食起居宜忌、四时赏心乐事，构成了四时摄养的基本格局。

饮馔服食笺收录了茶泉、汤、熟水、粥糜、果实粉面、脯鲊、家蔬、野蔌、酿造、曲、甜食、法制药品等十二个类别数百种食品饮料的配伍制备，可谓集古代服食品类之大成。

编者

2017 年 3 月

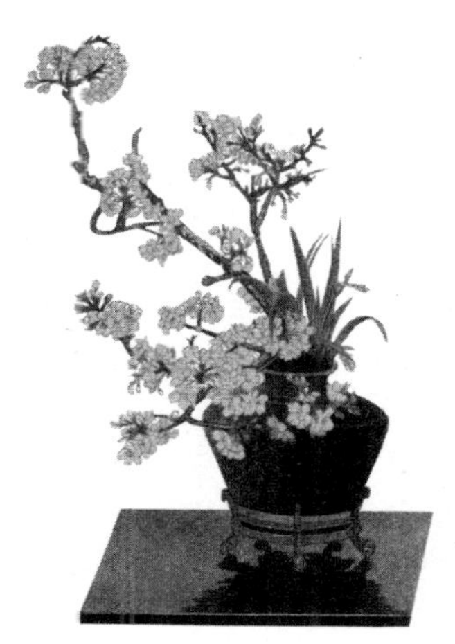

遵生八笺序

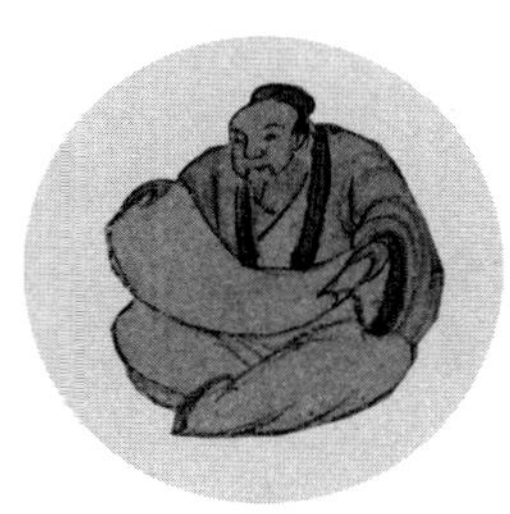

夫人生实难，有生必灭，亭毒虔刘[①]，递相推殒[②]。何昼弗晦？何流弗东？朝市喧嚣，舟车杂踏，转盼之间，悉为飞尘。若朝花之谢夕英，后波之推前浪。无问韶姱[③]丑姿，王侯斯养[④]，同掩一丘，大期[⑤]既临，无一得免者。智士作达[⑥]，委而任之，顺自然之运，听必至之期，靡[⑦]贪靡怖，时到即行。或纵娱乐，取快目前；或宝荣名，不朽身后，命曰旷达，亦庶几贤于火宅[⑧]煎忧，土灰[⑨]泯没者矣。然若曹必无可奈何，而姑为此托寄，语虽近似，理则未然。不知命有可延之期，生有可尊之理，人患昧理而不能研讨，知其理矣，又或修持而不能精坚，卒之命先朝露，骨委黄垆[⑩]，良可邑邑[⑪]。

注

①亭毒虔刘：亭毒，养育。虔刘，杀害。
②殒：音 yǔn，本意坠落。文中可理解为消落。递相推殒，意即此消彼长。
③韶姱：姱，音 kuā。美好。
④厮养：厮役，奴仆。
⑤大期：死期。
⑥作达：行为放达。
⑦靡：没有。
⑧火宅：佛家比喻烦恼的俗界。
⑨土灰：死后的遗骸入土化灰。
⑩黄垆：黄泉。
⑪邑邑：通“悒悒”，忧郁不乐。

夫藏宝于箧者，挥掷则易空，吝啬则难尽，此人所共识也。人禀有限之气神，受无穷之薄蚀，精耗于嗜欲，身疲于过劳，心烦于营求，智昏于思虑。身坐几席而神驰八荒，数在刹那而计营万祀[①]，揽其所必不任，觊其所必不可得。第动一念，则神耗于一念；第着一物，则精漏于一物。终日营营扰扰[②]，翕翕熠熠[③]，块然方寸[④]，讫无刻宁。即双睫甫交，魂梦驰走，四大稍定，丹府驿骚[⑤]。形骸尚在，精华已离，犹然不省，方将为身外无益之图，劳扰未已也。譬之迅飙之振槁箨[⑥]，冲波之泐[⑦]颓沙，烈火之燎鸿毛，初阳之晞[⑧]薤露[⑨]，性命安得不伤，年龄安得不促乎！

注

①万祀：祀，年。万年。
②营营扰扰：营营，往来盘旋的样子。扰扰，纷乱的样子。
③翕翕熠熠：翕翕，颠倒的样子。熠熠，萤火，此引申作轻浮不定的样子。
④块然方寸：块然，孤独无聊的样子。方寸，指心。
⑤丹府驿骚：丹府，赤诚之心。驿骚，奔走相告引起的骚动。
⑥槁箨：箨，音 tuò。枯槁的笋壳、竹皮。
⑦泐：音 lè，裂开。
⑧晞：晒干。
⑨薤露：古挽歌名。此作薤上之露，易于晞干。

至人知惛淫[1]之荡精，故绝嗜寡欲以处清静；知沉思之耗气，故戒思少虑以宅恬愉；知疲劳之损形，故节慎起居以宁四大；知贪求之败德，故抑远外物以甘萧寥。畏侵耗如利刃，避伤损如寇仇，护元和[2]如婴儿，宝灵明如拱璧，防漏败如航海，严出入如围城。而观窍妙，明有无，媾阴阳，炼神气，成圣结丹，抱元守一[3]，以至混沌如绵，虚空粉碎而后已，如是乃谓之尊生。自轩后柱下[4]以来，维三光而后天地者，代有其人，宁可尽目之为诞谩[5]不经乎！

①惛淫：享乐过度，放纵无度。
②元和：道家指人的津液。

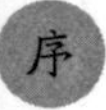

③抱元守一：元指神，一指气。抱元守一，即神气不分离。

④轩后柱下：轩后，指黄帝。柱下，指老子。

⑤诞谩：放纵，散漫。

虎林[①]高深父，博学宏通，鉴裁玄朗。少婴羸疾，有忧生之嗟，交游湖海，咨访道术，多综霞编云笈，秘典禁方。家世藏书，资其淹博，虽中郎至赏[②]，束皙通微[③]，殆无以过。乃念幻泡之无常，伤蜉蝣之短晷[④]，悟摄生之有道，知人命之可长，剖晰玄机，提拈要诀，著为《遵生八笺》。恬寂清虚，道乃来舍，故有清修妙论；阴阳寒暑，妙在节宣[⑤]，故有四时调摄；养形以无劳为本，故有起居安乐；学道以治病为先，故有延年却病；消烦去闷，丹境[⑥]怡愉，故有燕闲清赏；戒杀除羶，脏腑澄澈，故有饮馔服食；补髓还精，非服药不效，故有灵秘丹药；调神出壳，非脱尘不超，故有尘外遐举。继之修身炼性，养气怡神，以了道[⑦]还元，长生度世，洵[⑧]人外之奇书，玄中之宝箓也。

①虎林：即武林，山名，在今杭州。后世因用以指杭州。

②中郎至赏：中郎指东汉蔡邕，任中郎将。以博学闻名于世。

③束皙通微：束皙，晋人，博学多闻。

④晷：音 guǐ，时刻，光阴。

⑤节宣：指养生之道，以时节宣散其气。

⑥丹境：即心境。
⑦了道：悟道。
⑧洵：实在，诚然。

或谓大道以虚无为宗，有身以染着为累，今观高子所叙，居室运用，游具品物，宝玩古器，书画香草花木之类，颇极烦冗。研而讨之，驰扰神思；聚而蓄之，障阂[①]身心，其于本来虚空，了[②]无一法之旨，亦甚戾[③]矣，何遵生之为？余曰不然，人心之体，本来虚空，奈何物态纷拏[④]，汩没[⑤]已久，一旦欲扫而空之，无所栖泊。及至驰骤漂荡而不知止，一切药物补元，器玩娱志，心有所寄，庶不外驰，亦清净之本也。及至豁然县解[⑥]，跃然超脱，生平寄寓[⑦]之物，并划[⑧]一空，名为舍筏[⑨]，名为甩手，嗟乎，此惟知道者可与语此耳。抱朴子、陶都水[⑩]，得道至人，咸究心古今名物，阴阳术数，医卜方药，一事不知，以为深耻，不闻障心而累道，何疑于深甫乎！

昔蔡邕秘王充《论衡》以为至宝，今观《论衡》，间有名言，未关至理，颇事搜猎[⑪]，终属冗猥[⑫]。令中郎得见深甫八笺，当何以云。余恐宝《论衡》者，虽得《八笺》，未必知宝也。

万历辛卯孟夏之吉。

弢光居士屠隆纬真父撰

瑞南道人高濂深甫隶古

注

①障阂：阻隔。
②了：完全。
③戾：违背。
④纷拏：音 ná，混乱。
⑤汩没：淹没。
⑥县解：道家用语。指从现实生活中解脱。
⑦寄寓：寄托。
⑧刬：同“铲”，铲削。
⑨舍筏：佛家以筏比喻佛法，渡人到涅槃之岸后佛法亦舍去，指不可执着于法。
⑩陶都水：指陶弘景。
⑪搜猎：搜求。
⑫冗猥：多余而庞杂。

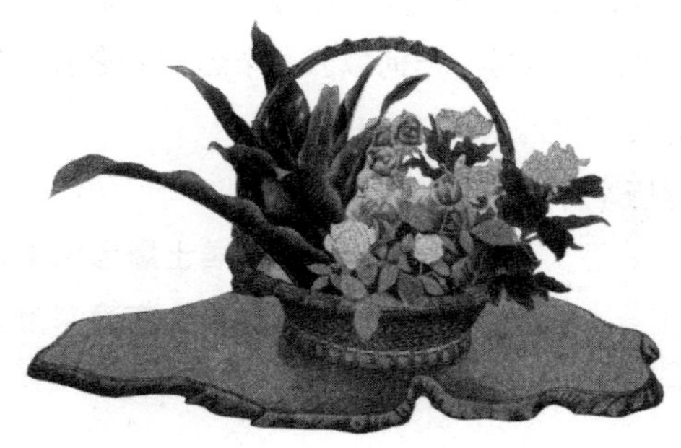

遵生八笺叙

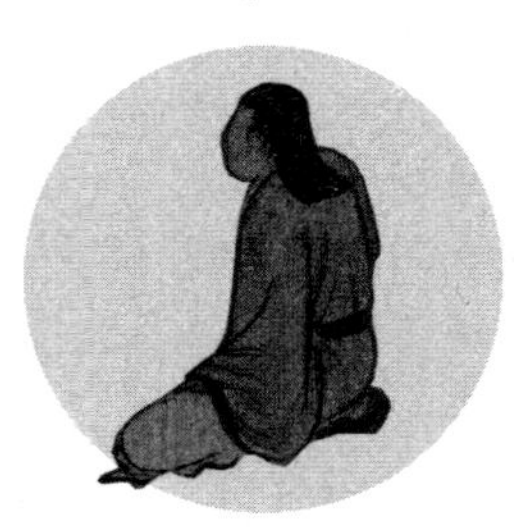

不佞[1]束发探壁中科斗[2]，旌阳师[3]八诫，神魂寄之。辛未，叨[4]一第[5]，官钦州，去家万里而遥，岛夷[6]猖狂，岁坐烽火中，调兵食，即往来勾漏[7]，悠然会心，而有生之乐无几矣。已而官爽鸠氏[8]，载书乞南宫[9]，冰厅[10]无事，闭影息交，日取二藏书[11]服习之，其于遵生旨稍稍窥一斑。

①不佞：不才，自谦之词。

②壁中科斗：汉武帝时，鲁恭王扩建宫室而坏孔子故宅之壁，得古文《尚书》，皆蝌蚪文字。此处指所读书籍之古奥。

③旌阳师：晋人许逊，汝南人，家南昌。学道于吴猛，举孝廉，拜旌阳令。因晋室纷乱，弃官东归，

周行江湖诸郡，殄灭毒害。后传说拔宅仙去，世称许真君，又称许旌阳。

④叨：谦词。表示不够格或受之有愧。

⑤一第：中举。

⑥岛夷：指倭寇。

⑦勾漏：山名。在今广西北流县，也作“句漏”。相传晋朝葛洪曾在此山炼丹。

⑧爽鸠氏：古时执掌刑狱的官吏。

⑨南官：南方的官吏。

⑩冰厅：清冷的衙门。

⑪二藏书：佛、道二藏书籍。

庚辰春三月，梦陶贞白，坐语良久，即上书，不待报，归武林。斯时也，五柳依依，与张绪争少年矣。壬午春，坐圜中[1]百日，大悟遵生口诀，以省中[2]风尘[3]起，未竟此缘，至今殊怏怏也。年来上武夷，过雁荡，求出尘如管涔童子、灵威丈人者，冀旦暮遇之，而龙沙八百[4]尚在渺茫间。

①圜中：圜舍之中。圜舍，圆形小土屋。

②省中：宫禁之内或尚书省。

③风尘：兵乱、战事。

④龙沙八百：龙沙，指塞外边远地区和沙漠地带。龙沙八百，言其浩瀚辽远。

庚寅秋杪[1]，自白岳[2]归，有天际真人之想，适瑞南高子诣余曰：“子虚往而实归矣。吾所集《遵生八笺》，皆生平所得实际语，子为我弹射[3]之。”余挑灯夜读，如入五都之市，毕陈众宝，如晬盘示儿[4]，种种咸在，洛阳纸贵自今始矣。余谢[5]玄晏[6]，乌能为子重，余癖嗜《抱朴子》，勤力着十万言，今千载又获睹《遵生》大编，且得尝禁脔[7]焉。其一曰《清修妙论笺》，出入乎二氏，而耀宝珠以照浊世者也。其二曰《四时调摄笺》，贯彻乎阴阳，而运杀机以全生机者也。其三曰《起居安乐笺》，蘧庐[8]乎天地，而借幻境以养真诠者也。其四曰《延年却病笺》，橐钥乎三宝，以寿天命者也。其五曰《饮馔服食笺》，化工乎群品，以完天倪[9]者也。其六曰《燕闲清赏笺》，遨游乎百物，以葆天和者也。其七曰《灵秘丹药笺》，借轩岐之梯航，以渡无量众生乎？其八曰《尘外遐举笺》，树箕颍[10]之风声，以昭儒家功令乎？瑞南子良苦心矣。

①秋杪：杪，音miǎo。指年月或四季的末尾。

②白岳：山名。一名齐云山，在安徽休宁县西。

③弹射：以言语指责。此处用为批评指正之意。

④晬盘示儿：晬，音zuì。旧俗在婴儿周岁日，用盘盛纸、笔、针线、器玩、珍宝、弓箭等物，放于婴儿前听其抓取，以占卜将来的志趣，叫试儿，又叫试晬、抓周。盛物之盘叫晬盘。

⑤谢：谦辞，逊让。

⑥玄晏：礼教。此处意谓以自己的礼教所习，何以能为高氏所器重

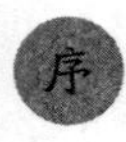

⑦禁脔：比喻珍贵美好的事物。
⑧蘧庐：蘧，音 qú。旅舍。
⑨天倪：自然之分。
⑩箕颍：隐士所居之地。

余筮仕[1]天涯，即五岭八桂[2]，尽入奚囊[3]，归来无岁不出游名山洞府，足迹殆遍，未得窥二酉[4]以印证了了于胸中者，幸而得《八笺》咀嚼之，洋洋洒洒，然遵生之旨大备矣。试展《清修妙论》，所以羽翼许师八诫者，功岂浅浅乎哉，他可知矣。余不敏，敢终身诵之，且乞寿之梓，以公天下具只眼[5]者。高子曰：唯唯。

万历辛卯岁仲夏之辛卯日，

贞阳道人仁和李时英撰

①筮仕：古人将出仕，先占卜吉凶，谓之筮仕。后遂称入官为筮仕。
②五岭八桂：五岭，又称“南岭”。横亘于今湖南、江西和广西、广东等省交界处，越城、都庞、萌渚、骑田、大庾五岭的合称。八桂，广西的代称。
③奚囊：盛诗的袋囊。
④二酉：原指大酉、小酉二山，在今湖南沅陵县西北。《太平御览》引《荆州记》：“小酉山上石穴中有书千卷，相传秦人于此而学，因留之。”后称藏书为“二酉”。
⑤只眼：有见地。

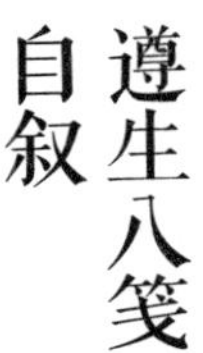

遵生八笺自叙

自天地有生之始，以至我生，其机灵自我而不灭。吾人演生生之机，俾继我后，亦灵自我而长存。是运天地不息之神灵，造化无疆之窍，二人生我之功，吾人自任之重，义亦大矣。故尊生者，尊天地。父母生我自古，后世继我自今，匪徒自尊，直尊此道耳。不知生所当尊，是轻生矣。轻生者，是天地父母罪人乎！何以生为哉？然天地生物，钧[①]穷通寿夭于无心，俾万物各得其禀。君子俟命，听富贵贫贱于赋畀[②]，顺所适以安其生。彼生于富贵者，宜享荣茂之尊矣，而贫贱者，可忘闲寂之尊哉？故余《八笺》之作，无问穷通，贵在自得，所重知足，以生自尊。博采三明[③]妙论，律尊生之清修；备集四时怡养，规尊生之调摄；起居宜慎，节以安乐之条；却病有方，导以延年之术；虞燕闲之溺邪僻，叙清赏，端其身心；防饮馔之困膏腴，修服食，苦其口腹；永年以丹药为宝，得灵秘者乃神，故集奇方于二藏④；隐德以尘外为尊，惟遐举者称最，乃录师表于百人。八者出入玄筌⑤，探索隐秘，且每事证古，似非妄作。大都始则规以嘉言，继则享以安逸，终则成以善行。吾人明哲保身，息心养性之道，孰过于此？谓非住世安生要径哉？是诚出世长生之渐门⑥也。果能心悟躬行，始终一念，深造道妙，得意忘言，俾妙论合得，调摄合序，所居常安，无病可却。谢清赏玩好，俾视空幻花；辟⑦饮馔腥膻，而味餐法喜⑧。丹药怀以济人，遐举逸吾高尚。向之藉窥尊生门户者，至则登其径奥矣。到此则心朗太虚，眼空天界，物吾无碍，身世两忘。坐致冈陵永年⑨，鲐庞住相⑩。逍遥象外⑪，游息人间，所谓出尘罗汉，住世真仙，是即《八笺》，他日证果。谚云：得鱼忘筌。文字其土苴⑫哉？笺帙当为覆瓿矣。故知尊生之妙者，毋于此过求，亦毋以此为卑近也，乃可与谈道。

湖上桃花渔高濂深甫瑞南道人撰

①钧：通“均”。

②畀：音bì，赐予。

③三明：佛教名词。一，宿命明，知自他宿世之业

行因果；二，天眼明，知自他未来世之生死及业果；三，漏尽明，断一切烦恼及知他人烦恼厚薄等的智慧。犹言过去、现在、未来。

④二藏：佛藏和道藏。

⑤玄筌：筌，音 quán，捕鱼的竹器。此指说道的工具。

⑥渐门：也作“五渐之门”，道家修炼得到的五种方法和境界。

⑦辟：排出，屏除。

⑧法喜：参习道法而获得的喜悦。

⑨冈陵永年：像山岗、山陵那样长久永存。

⑩鲐庞住相：鲐（tái）庞，有鲐纹的面庞。鲐，鲐鱼，背有黑纹。老人面部有斑如鲐纹，俗称“寿斑”。住相，驻颜。鲐庞住相，即长寿不老之意。

⑪逍遥象外：物象之外。即已逍遥乎象外，则自然得似大道。

⑫土苴：苴，音 chá。泥土和枯草。比喻极微极贱，无足轻重之物。

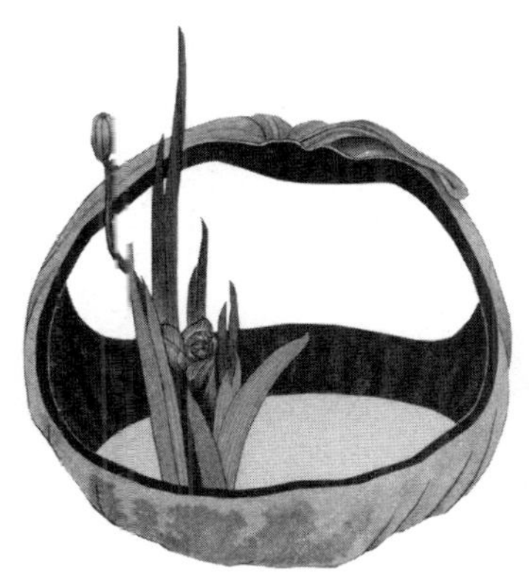

目录

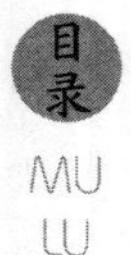

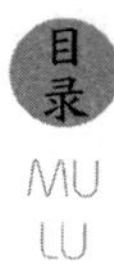
目
录
MU
LU

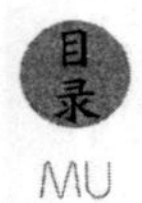

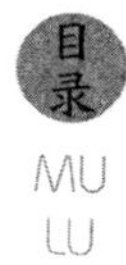
目
录

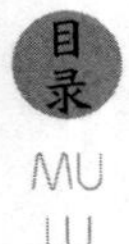
MU
LU

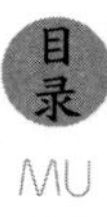

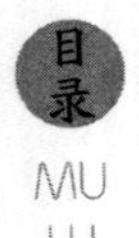

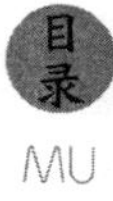
目
录

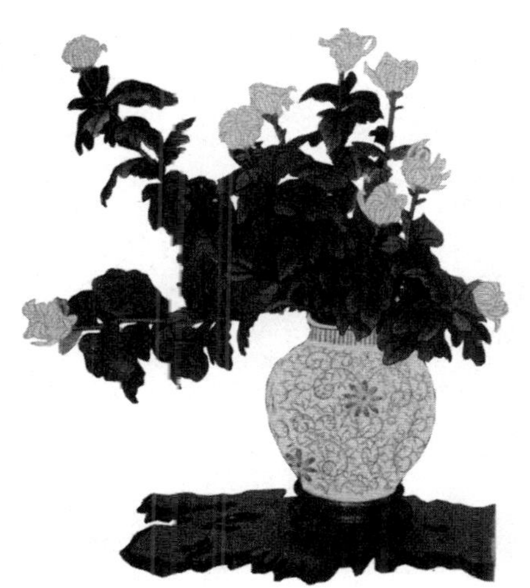

四时调摄笺
春卷

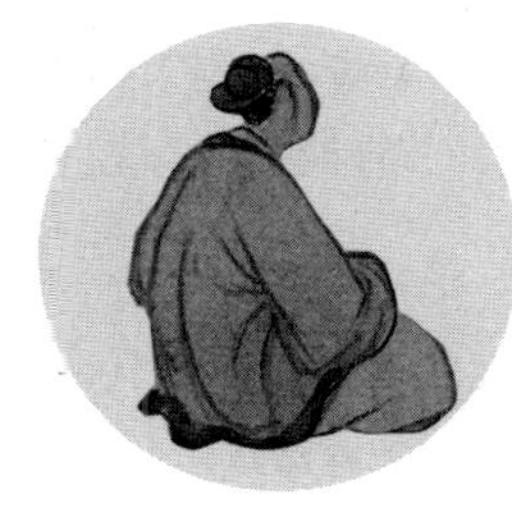

高子曰：时之义大矣，天下之事未有外时以成者也，故圣人与四时合其序，而《月令》一书尤养生家之不可少者。余录四时阴阳运用之机，而配以五脏寒温顺逆之义，因时系以方药导引之功，该日载以合宜合忌之事。不务博而信怪诞不经之条，若服商陆见地藏之宝，掘富家土而禳，贫者得富，此类悉删去而不存。不尚简而弃御灾防患之术，如《玉经八方》、祛瘟符录、坐功图像，类此并增入而不置。随时叙以逸事幽赏之条，和其性灵，悦其心志。人能顺时调摄，神药频餐。勤以导引之功，慎以宜忌之要，无竞无营，与时消息，则疾病可远，寿命可延，诚日用不可去身，岂曰小补云耳？录成笺曰《四时调摄》。

春三月调摄总类

《尚书大传》曰："东方为春，春者，出也，万物之所出也。"《淮南子》曰："春为规[①]，规者，所以圜[②]万物也。规度不失，万物乃理。"《汉律志》曰："少阳[③]，东也，东者，动也。阳气动物[④]，于时为春。"故君子当审时气，节宣调摄[⑤]，以卫其生。

注

①规：法度、准则。
②圜：音 huán，本义为环绕，此处引申为规范。
③少阳：东方。
④阳气动物：阳气生发，推动万物生长。
⑤节宣调摄：节制或宣泄的摄生方法。

正月立春，木相[①]；春分，木旺[②]；立夏，木休[③]；夏至，木废[④]；立秋，木死；立冬，木殁[⑤]；冬至，木胎[⑥]，言木孕于水之中矣。

岁时变常[⑦]，灾害之萌也，余特录其变应于疾病者，分列于四时，使遵生者惧害，预防者慎自保，毋困时变。其他水旱凶荒，兵革流移，余未之信也[⑧]，不敢录。

注

①木相：树木初具形的样子。
②木旺：树木生长旺盛。

③木休：树木停止生长。
④木废：树木开始凋零。废，衰败。
⑤木殁：树木完全枯残。殁（mò），终。
⑥木胎：树木开始孕育发芽。胎，始也。
⑦变常：变化无常。
⑧信：考证。

正月朔[①]，忌北风，主人民多病；忌大雾，主多瘟灾；忌雨雹，主多疮疥之疾。忌月内发电[②]，主人民多殃。七日[③]，忌风雨，主民灾。忌行秋令[④]，令主多疫。

二月，忌东北雷，主病，西北多疫。春分忌晴，主病。

三月朔，忌风雨，主多病。忌行夏令，主多疫。

①朔：农历每月初一。
②发电：闪电。
③七日：正月初七。
④秋令：秋季的气候。

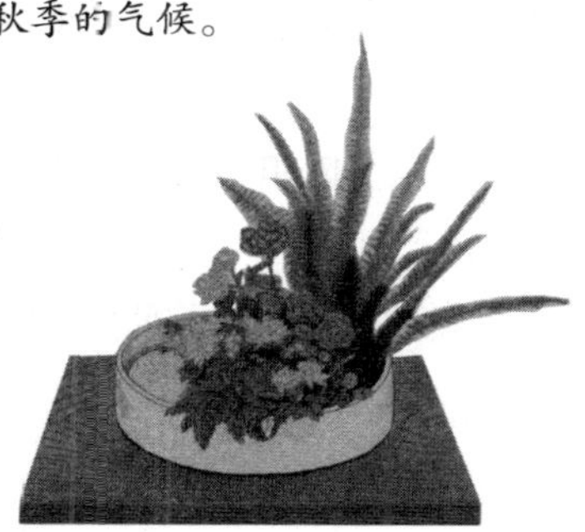

脏腑配经络图

一脏一腑为表里，一经一络应阴阳。

肺手太阴　大肠手阳明　小肠手太阳

心手少阴　三焦手少阳　包络手厥阴

脾足太阴　胃足阳明　肾足少阴

肝足厥阴　膀胱足太阳　胆足少阳

人身脉运于中，血气周流不已。三阳三阴之中，有阳明者，为两阳合明；厥阴者，为两阴交尽也。

经络配四时图

天时十二月，人身十二经，地支十二位。手经络应天，足经络应地。

春　主生　寅手少阳三焦　卯手阳明大肠　辰手太阳小肠

夏　主长　巳手厥阴心包　午手少阴心　未手太阴肺

秋　主杀　申足少阳胆　酉足阳明胃　戌足太阳膀胱

冬　主藏　亥足厥阴肝　子足少阴肾　丑足太阴脾

肝脏春旺论（胆附肝下）

肝属木，为青帝，卦属震，神形青龙，象如悬匏[①]。肝者，干也，状如枝干，居在下，少近心。左三叶，右四叶，色如缟映绀。肝为心母，为肾子。肝有三神，名曰爽灵、胎光、幽精也。夜卧及平旦，叩齿三十六通，呼肝神名，使神清气爽。目为之宫，左目为甲，右目为乙。男子至六十，肝气衰，肝叶薄，胆渐减，目即昏昏然。在形为筋，肝脉合于木，魂之藏也。于液为泪，肾邪入肝，故多泪。六腑，胆为肝之腑，胆与肝合也。故肝气通，则分五色，肝实则目黄赤。肝合于脉，其荣爪也，肝之合也。筋缓脉而不自持者，肝先死也。日为甲乙，辰为寅卯，音属角，味酸，其臭臊膻，心邪入肝则恶膻。肝之外应东岳，上通岁星[②]之精，春三月常存岁星，青气入于肝。故肝虚者，筋急也；皮枯者，肝热也；肌肉斑点者，肝风也；人之色青者，肝盛也；人好食酸味者；肝不足也；人之发枯者，肝伤也；人之手足多汗者，肝方无病。肺邪入肝则多笑。治肝病当用嘘为泻，吸为补。其气仁，好行仁惠伤悯之情，故闻悲则泪出也。故春三月木旺，天地气生，欲安其神者，当泽及群刍，恩沾庶类[③]。无竭川泽，毋漉陂塘[④]，毋伤萌芽，好生勿杀，以合太清[⑤]，以合天地生育之气。夜卧早起，以合乎道。若逆之，则毛骨不荣，金木相克，而诸病生矣。

注

①悬匏：匏，音 páo。悬挂的水瓢。

②岁星：古代指木星。

③庶类：万类，万物。

④陂塘：陂，音 bēi，蓄水池塘。

⑤太清：天道。

春月气数主属图

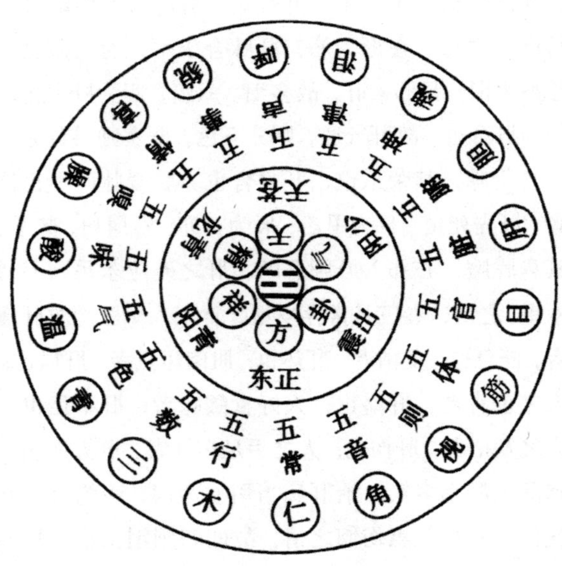

春曰青阳、芳春、青春、阳春、九春。天曰苍天。风曰阳风、暄风、柔风、惠风。景曰媚景、和景、韶景。时曰良时、佳时、芳时。节曰华节、芳节、良节、韶节、淑节。辰曰良辰、嘉辰、芳辰。草曰弱草、芳草、芳卉。木曰华木、华树、芳树、阳树。鸟曰阳鸟、时鸟、好鸟、候鸟。禽曰阳禽、时禽、好禽。

肝神图

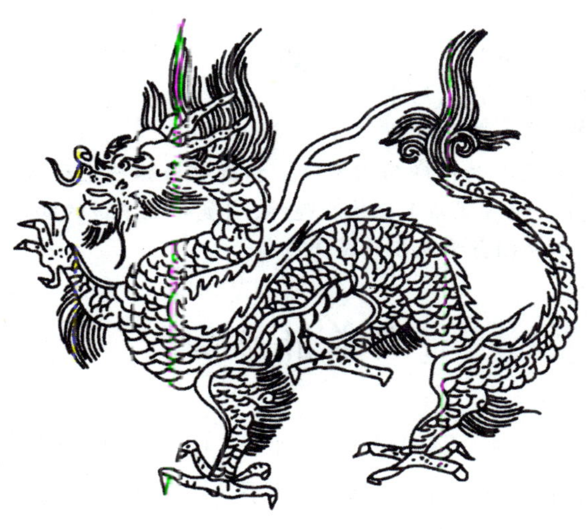

神名龙烟，字含明。肝之状为龙，主藏魂。象如悬匏，色如缟映绀。生心下，少近后。右四叶，左三叶。脉出于大敦。大敦，左大指端三毛之中也。

相肝脏病法

肝热者，左颊赤。肝病者，目夺[①]而胁下痛引小腹，令人喜怒。肝虚则恐，如人将捕之。实则怒，虚则寒，寒则阴气壮，梦见山林。肝气逆，则头痛胁痛，耳聋颊肿。肝病欲散，急食辛以散，用酸以补之。当避风，肝恶风也。肝病，脐左有动气[②]，按之牢若痛，支满淋溲，大小便难，好转筋。肝有病，则昏昏好睡，

眼生膜，视物不明，飞蝇上下，胬肉扳睛[3]，或生晕映，冷泪，两角赤痒，当服升麻散。方见《玉经八方》后。

注

①目夺：目光无神。
②动气：气息跳动。
③胬肉扳睛：即胬肉攀睛。指眦部血脉丛生横贯白睛，渐侵黑睛甚至掩及瞳神，自觉磣涩不适的病症。本病相当于现在的翼状胬肉。

修养肝脏法

以春三月朔旦[1]，东面平坐，叩齿[2]三通，闭气[3]九息，吸震宫青气[4]入口，九吞之，以补肝虚受损，以享青龙[5]之荣。

①朔旦：农历每月初一早晨。旦，早晨。
②叩齿：上牙与下牙相敲击。
③闭气：吸气满后，屏住呼吸；息，一呼一吸为一息。
④震宫青气：震，代表东方的卦象。指东方春天的清气。
⑤青龙：代表东方的灵兽。

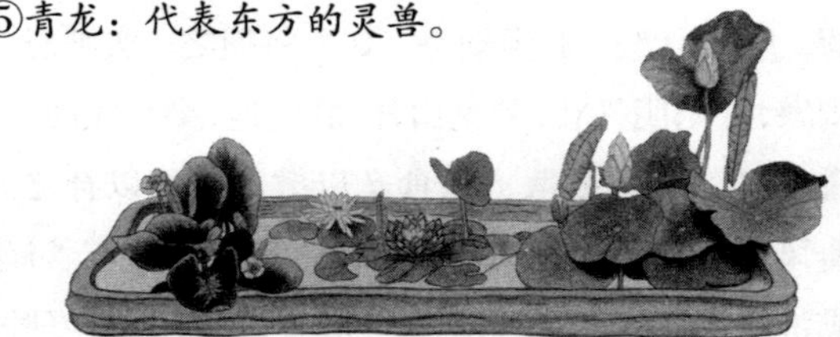

六气治肝法

《秘诀》曰："嘘以治肝，要两目睁开为之，口吐鼻取，不使耳闻。"

治肝脏用嘘法[①]，以鼻渐渐引[②]长气，以口嘘之，肝病用大嘘三十遍，以目睁起，以出肝邪气，去肝家邪热，亦去四肢壮热、眼昏胬肉、赤红风痒等症。数嘘之，绵绵相次不绝为妙。疾平即止，不可过多为之，则损肝气。病止又恐肝虚，当以嘘字作吸气之声以补之，使肝不虚，而他脏之邪不得以入也。大凡六字之诀不可太重，恐损真气。人能常令心志内守，不为怒动，而生喜悦，则肝病不生。故春三月木旺，天地气生，万物荣茂，欲安其神者，当止杀伤，则合乎太清，以顺天地发生之气。夜卧早起，以合养生之道。

注

①嘘：发出"嘘"音。
②引：吸气。

黄帝制春季所服奇方

黄帝曰："春三月服何药？"岐伯曰："男子有患五劳七伤[①]，阴囊消缩，囊下生疮，腰背疼痛，不得俯仰，筋脉痹冷，或时热痒，或时浮肿，难以步行，因风泪出，远视茫然[2]，咳逆上冲，身体痿黄，气胀脐痛，膀胱挛急，小便出血，茎管阴子[3]疼痛，或淋漓赤黄污衣，或梦寐多惊，口干舌强，皆犯七伤，此药主之。”

茯苓五钱，食不消加一钱；菖蒲五钱，患耳加一钱；瓜蒌四钱，热渴加五钱；牛膝五钱，腰疼加一钱；山茱萸五钱，身痒加一钱；菟丝子五钱，阴痿加一钱；巴戟天四钱，阴痿加五分；细辛四钱，视茫加五分；续断五钱，有疮加一钱；防风五钱，风邪加一钱；山药五钱，阴湿痒加一钱；天雄三钱，风痒加五分；蛇床子四钱，气促加五分；柏子仁五钱，气力不足加一钱；远志五钱，惊悸加一钱；石斛五钱，身皮痛加一钱；杜仲五钱，腰痛加一钱；苁蓉四钱，阴痿加一钱。

上一十八味，各依法制度，捣为细末，炼蜜为丸，如蚕豆大。每服三丸，加至五、七丸，三餐食前服之。服至一月，百病消灭，体气平复，神妙无比。

①五劳七伤：泛指各种疾病或身体多病。
②茫然：视物模糊。
③茎管阴子：阴茎。阴子，即睾丸。

肝脏导引法 正二月三月行之

治肝以两手相重[1]，按肩上，徐徐缓捩身[2]，左右各三遍。又可正坐，两手相叉，翻覆向胸三五遍。此能去肝家积聚风邪毒气，不令病作。一春早暮[③]，须念念为之，不可懈惰，使一曝十寒，方有成效。

①相重：一手覆盖另一手，相互叠加。
②捩：音lì，扭转。
③一春早暮：整个春季的每个早晚。

春季摄生消息论

春三月，此谓发陈[①]，天地俱生，万物以荣。夜卧早起，广步于庭，披发缓行[②]，以使志生。生而勿杀，与而勿夺，赏而勿罚，此春气之应，养生之道也。逆之则伤肝。肝木味酸，木能胜土，土属脾主甘，当春之时，食味宜减酸益甘，以养脾气。春阳初生，万物发萌，正二月间，乍寒乍热，高年之人，多有宿疾，春气所攻，则精神昏倦，宿病发动。又兼去冬以来，拥炉熏衣，啖炙炊煿[③]，成积[④]至春，因而发泄，致体热头昏，壅隔涎嗽[⑤]，四肢倦怠，腰脚无力，皆冬所蓄之疾。常当体候，若稍觉发动，不可便行疏利之药，恐伤脏腑，别生余疾。惟用消风和气[⑥]，凉膈化痰之剂，或选食治方中性稍凉利，饮食调停以治，自然通畅。若无疾状，不可吃药。春日融和，当眺园林亭阁虚敞之处，用摅滞怀[⑦]，以畅生气，不可兀坐以生他郁。饮酒不可过多，人家自造米面团饼，

多伤脾胃，最难消化，老人切不可以饥腹多食，以快一时之口，致生不测。天气寒暄不一，不可顿去绵衣。老人气弱，骨疏体怯，风冷易伤腠理，时备夹衣，遇暖易之。一重渐减一重，不可暴去。

注

①发陈：发，生发；陈，布陈。指春季阳气生发，万物生长的景象。

②披发缓行：披散头发，解开衣带，舒缓形体。

③啖炙炊煿：啖，吃。指吃烧烤油炸的食物。

④成积：饮食积聚而成的病变。

⑤壅隔涎嗽：痰涎阻塞胸膈引起咳嗽。

⑥消风和气：消散风邪，调和气机。

⑦用摅滞怀：摅（shū），张也，引申为抒发、表达。指抒发胸中的郁滞。

刘处士云："春来之病，多自冬至后夜半一阳生[①]。阳气吐，阴气纳，心膈宿热，与阳气相冲，两虎相逢，狭道必斗矣。至于春夏之交，遂使伤寒虚热时行之患，良由冬月焙火食炙，心膈宿痰流入四肢之故也。当服祛痰之药以导之，使不为疾。不可令背寒，寒即伤肺，令鼻塞咳嗽。身觉热甚，少去上衣，稍冷莫强忍，即便加服。肺俞五脏之表，胃俞经络之长，二处不可失寒热之节。谚云：'避风如避箭，避色如避乱。加减逐时衣，少餐申后饭'是也。"

春三月，六气十八候[②]皆正发生之令，毋覆巢杀母破卵，毋伐林木。

《千金方》云："春七十二日，省酸增甘，以养脾气。"

《金匮要略》云："春不可食肝。"为肝旺时，以死气入肝伤魂也。

《养生论》[3]曰："春三月，每朝梳头一二百下。至夜卧时，用热汤下盐一撮，洗膝下至足，方卧，以泄风毒脚气，勿令壅塞。"

《云笈七签》[4]曰："春正二月，宜夜卧早起，三月宜早卧早起。"

又曰："春三月，卧宜头向东方，乘生气也。"

"春气温，宜食麦以凉之，不可一于温也。禁吃热物，并焙衣服。"

《参赞书》[5]曰："春伤于风，夏必飧泄。"

《千金翼方》曰："春甲乙日，忌夫妇容止[6]。"

又曰："春夏之交，阴雨卑湿，或饮汤水过多，令患风湿，自汗体重，转侧不能，小便不利。作他治必不救，惟服五苓散效甚。"

"春三二月，勿食小蒜、百草心芽。肝病宜食麻子、豆、李子。禁辛辣。"

①一阳生：又称"一阳来复"，指自然界和人体的阳气初动之时。

②六气十八候：六气，是厥阴风木、少阴君火、少阳相火、太阴湿土、阳明燥金、太阳寒水的合称。《素问·六节藏象论》："五日谓之候，三候谓之气，

六气谓之时，四时谓之岁。”

③《养生论》：三国时期嵇康所著，是我国古代养生论著中较早的名篇。

④《云笈七签》：宋朝张君房总编，是研究道教的重要资料。

⑤《参赞书》：又称《三元延寿参赞书》，为元朝李鹏飞所撰。

⑥容止：指夫妻交合。

三春合用药方

细辛散　老人春时多昏倦，当服。明目和脾，除风气，去痰涎。男女通用

细辛（去土）一钱，川芎一钱，甘草（炙）五分。

作一服，水煎六分，热呷。可常服。

菊花散　老人春时，热毒风气上攻，颈项头痛，面肿及风热眼涩宜服。

甘菊花、前胡、旋覆花、芍药、玄参、防风各一两。

共为末，临睡酒调二三钱送下。不能酒，以米汤饮下。

惺惺散　春时，头目不利，昏昏如醉，壮热，头疼，腰痛，有似伤寒，宜服惺惺散。

桔梗一两，细辛五钱，人参五钱，茯苓一两，瓜蒌仁五钱，白术（土炒）一两。

共为末，炼蜜为丸，如弹子大。每服一丸，温

汤化下。

神效散　老人春时，多偏正头风[①]。

旋覆花（焙）一两，白僵蚕（微炒去丝）六钱，石膏五分。

用葱捣，同药末杵为丸，桐子大。每用葱茶汤下二丸即效。

坠痰饮子　治老人春时胸膈不利，或时烦闷。

半夏（山东出者，用白汤洗淋十余次为末），生姜（如指二节）一大块，枣子七枚。

用半夏末二钱，入姜、枣，用水二盅，煎至七分，临卧，去姜、枣服。

延年散　老人春时宜服，进食顺气。

广陈皮（浸洗，去里白衣）四两，甘草（为末）二两，盐（炒燥）二两半。

上三味，先用热汤洗去苦水五六遍，微焙。次将甘草末并盐蘸上，两面焙干，细嚼三二片，以通滞气。

黄芪散　治老人春时诸般眼疾发动，兼治口鼻生疮。

黄芪一两，川芎一两，防风一两，甘草五钱，白蒺藜（去刺尖）一钱，甘菊花五分。

共为末，每服二钱，空心早服，米汤饮下，日午临睡三时服之。暴赤风毒[②]，昏涩痛痒，并皆治之。外障久服方退。忌房室火毒之物。患眼切忌针烙出血，大损眼目。

黍粘汤 治老人春时胸膈不快，痰涌气噎，咽喉诸疾。

黍粘子[3]三两，炒香为末；甘草半两，炙。

共为细末，每服一钱，食后、临卧服。

注

①偏正头风：头风，指经久难愈之头痛。痛在头之正中为正头风，痛在左半部或右半部为偏头风。

②暴赤风毒：由风毒之邪引起的眼部突然红肿难睁、羞明涩痛的病症。

③黍粘子：牛蒡子的别称。

太上肘后玉经八方

《云笈七签》曰："昔巢居士事东海青童君，苦心屈节奉师，溽暑[1]冱寒[2]，无懈无怠，仅二十年，乃口授八方，使八节[3]制服，以应八卦。若人未能跨鹤腾霄，优游于乾坤之内，守浩然[4]之气，容色不改，寿满百年，须服此药。神仙秘妙，不可轻泄。能久服，必登上仙。"

注

①溽暑：溽（rù），湿润、闷热。指盛夏湿而闷热的气候。

②冱寒：冱（hù），寒冷、闭塞。指冬天寒冷闭塞的气候。

③八节：指立春、春分、立夏、夏至、立秋、秋分、

立冬、冬至八节之日。

☶ 艮卦东北　王君河车方

紫河车一具，首生[①]并壮盛胞衣是也。挑血筋洗数十遍，仍以酒洗，阴干，煮和各药：生地八两，补髓血；牛膝四两，主腰膝；五味三两，主五脏；覆盆子四两，主阴不足；巴戟二两，欲多世事加一两，女人不用；诃黎勒[②]三两，主胸中气；鼓子花[③]二两，腻[④]筋骨；苦耽[⑤]二两，治诸毒药；泽泻三两，补男女人虚；甘菊花三两，去筋风；菖蒲三两，益精神；干漆三两，去肌肉五脏风，炒黄用；柏子仁三两，添精，用仁；白茯苓三两，安神；黄精二两，补脾胃；苁蓉二两，助下元，女人不用；石斛二两，壮筋骨；远志二两，益心力不忘；杏仁四两，炒黄去皮尖，去恶血气；巨胜子[⑥]四两，延年驻形。

一方有云英石三两　缩肠。余曰：不必如此。

上二十二味，共捣为末，炼蜜如桐子大。酒下或盐汤下。服三料，颜如处子。昔王仙君传与苏林子，立盟歃血，不尔违太上之科。

注

①首生：第一胎。

②诃黎勒：诃子。

③鼓子花：旋花。

④腻：滋补。

⑤苦耽：酸浆，茄科。

⑥巨胜子：黑芝麻。

☳ 震卦正东　青精先生㮸[1]米饭方

白粱米一石，南烛[2]汁浸，九蒸九曝，干可有三斗以上。每日服一匙饭，过一月后，服半匙，两月后，服三分之一。尽一剂则风寒不能侵，须发如青丝，颜如冰玉。若人服之，役使六丁[3]天兵侍卫。

①㮸：音 shùn，木槿。

②南烛：杜鹃花科，南烛属。又称乌饭草。

③六丁：火神。

摄生图方

肝有病，即目赤，眼中生胬肉晕膜，视物不明，宜服升麻子散。

升麻、黄芪各八分，山栀七分，黄连七分，决明子、车前子各一钱，干姜七分，龙胆草、茺蔚子[1]各五分。

共为末，空心服二三钱，白汤下。

一方加苦瓠[2]五分，去黄连、龙胆草。

①茺蔚子：味辛微温。主明目益精，除水气。

②苦瓠：苦葫芦。苦寒，有毒。《本经》治大水、面目四肢浮肿，下水，令人吐。

正月事宜

《周天七衡六间》曰："大寒后十五日，斗指艮，为立春。立，始建也，春气始至，故为之立也。后又十五日，斗指寅，为雨水。雨水，中气也，言雪散为水矣。律大簇，簇者，凑也。言万物凑地而出，随阳而生也。"《晋乐志》曰："正月建寅，寅者，津也，谓生物之津途[①]也。"《玉烛宝典》："以正月为端月，曰孟阳，曰献岁。"

岁朝一日为鸡，二日为犬，三日为豕，四日为羊，五日为牛，六日为马，七日为人，八日为谷。是日日色晴明温暖，则本事蕃息安泰。若值风雨阴寒，气象惨烈，则疾病衰灭。以各日验之，若人值否，思预防以摄生。

《灵宝》曰："是月天道南行，作事出行俱向南，吉。是月一日，修续命斋[②]，勿杀生。初七日是三会日[③]，宜修延神斋[④]，吉。"

"元日五更，以红枣祭五瘟[⑤]毕，合家食之，吉。"

《山海经》曰："画桃符以厌鬼。"

《荆楚岁时记》曰："元日服桃仁汤，为五行之精，可以伏百邪。"

《月令图经》曰："元日日未出时，朱书百病

符悬户上。”符在五月中。

《荆楚记》：“元日挂鸡于门庭，百神畏之。”

《墨子秘要》曰：“元日收鹊巢烧灰着于厕以避兵，撒门里以避盗。”

《四时纂要》曰：“是月四日寅日，宜拔白。甲子日，拔白。三十日，服井花水，令须发不白。”

《时后方》曰：“正月上寅日，取女青草末三合，绛囊盛挂帐中，能辟瘟疫，”女青[6]即雀瓢也。

《玉烛宝典》曰：“元日，作膏粥以祀门户。”

《琐碎录》：“打春牛时，拾牛身上土泥撒檐下，不生蜒蚰[7]。”

《荆楚记》曰：“正月未日，以芦苣火照井中、厕中，百鬼皆走。”

“正月元旦，迎祀灶神，钉桃符，上书一‘聻[8]’字，挂钟馗以辟一年之祟。家长率长幼拜天地万神，诣本境土地五谷之神，以祈一年之福。或诵经咒完毕方礼拜。新年寅时，饮屠苏酒、马齿苋，以祛一年不正之气。”

注

①生物之津途：万物润泽的源泉。

②续命斋：五月五日。

③三会日：说法不一，一般以正月五日为上会，七月七日为中会，十月五日为下会。

④延神斋：正月七日。

⑤五瘟：中国古代称降疾病的神为瘟神。隋唐时有

五瘟之说，春瘟张元伯、夏瘟刘元达、秋瘟赵公明、冬瘟钟仕贵、中瘟总管史文业。

⑥女青：味辛，性平，有毒。主蛊毒，逐邪恶气，杀鬼温疟，辟不祥。

⑦蜒蚰：蜗牛。

⑧聻：音 jiàn，人死为鬼，鬼死为聻，鬼见怕之。

屠苏酒方　大黄一钱，桔梗、川椒各一钱五分，桂心一钱五分，乌头（炮）六分，白术一钱八分，茱萸一钱二分，防风一两。

以绛囊盛之，悬井中，至元日寅时取起，以酒煎四五沸，饮二三杯。自幼小饮起。

“洛阳人家，正月元日造丝鸡腊燕粉荔枝。十五日造火鹅儿，食玉粱糕。”

“长安风俗，元日以后，递以酒食相邀，为之传坐。”

“立春后庚子日，宜温蔓菁[①]汁合家并服，不拘多少，可除瘟疫。”

“元日五更时，点火把照果木树，则无虫生，以斧敲打各树身则结实。”

《居家必用》曰：“是月，将三年桃树身上，尖刀划破树叉，直长五七条，比他树结子更多。恐皮紧不长。”

“是月上辰日，塞鼠穴，可绝鼠。”

《五行书》曰：“元日用麻子七粒，赤豆七粒，撒井中，避瘟疫。”又云：“吞赤小豆七粒，服椒

酒一杯，吉。”

《岁时杂记》曰：“元日烧苍术，服苍术汤，吉。”

《崔寔月令》曰：“元日进柏酒，是玉衡星[2]之精，服之令人身轻。”

《家塾事亲》曰：“元日取小便洗液[3]气大效。”

《珠囊隐诀》曰：“元日煎五香汤沐浴，令人至老须黑。”注曰：“乃青木香也，因其一株五根，一茎五花，一枝五叶，一茎五节，故云。”又以五香煎之，方具于后。

“元日四更时，取葫芦藤煎汤浴小儿，终身不出痘疮。其藤须在八九月收藏，又云在除夕。葫芦煎汤亦可。”

“其月宜加绵袜以暖足，则无病。”

“元日，天仓开日，宜学道坐圜。戊辰日，宜炼丹药。”

又一方云：“五香汤法，用兰香、荆芥头、苓苓香[4]、白檀、木香等份，㕮咀[5]，煮汤沐浴，辟除不祥，可降神灵，并治头风。如无兰香，以甘松代之。”此又一说也。

《云笈七签》曰：“以立春日清晨，煮白芷、桃皮、青木香三汤沐浴，吉。”

《千金月令》曰：“是月宜食粥，有三方：一曰地黄粥，以补虚。取地黄捣汁，候粥半熟以下汁。复用绵包花椒五十粒，生姜一片同煮，粥熟，去绵包，再下熟羊肾一具，碎切成条，如韭叶大，少加盐食之。

二曰防风粥，以去四肢风。取防风一大分，煎汤煮粥。三曰紫苏粥，取紫苏炒微黄香，煎取汁作粥。”

《云笈七签》曰：“正月十日沐浴，令人齿坚。寅日烧白发，吉。”

《述见》曰：“是月每早梳头一二百梳，甚益。”

《玄枢经》曰：“春冰未泮[6]，衣欲上薄下厚，养阳收阴，长生之术也。太薄则伤寒。”

《道藏经》曰：“欲灭尸虫，春正上甲乙日，视岁星所在，焚香朝朝礼拜，诚心祝曰：臣愿东方明星君扶我魂、接我魄，使我寿命绵长如松柏。愿臣身中三尸九虫[7]尽消灭。频频行之，吉。”

《四时纂要》曰：“初七日，为上会日，可设斋醮[8]，大吉。”

《清异录》云：“咸通俗，元日佩红绢囊，内装人参豆大，嵌木香一二厘，时服，日高方止，号迎年佩。”

①蔓菁：又名芜菁，蔬菜名，俗称大头菜。
②玉衡星：北斗七星的第五颗星。
③液：疑作“腋”。
④苓苓香：零陵香，香草名，又名薰草。
⑤㕮咀：㕮，音 fǔ。用口将药物咬碎，以便煎服，后用其他工具切片、捣碎或锉末，但仍用此名。
⑥泮：音 pàn，溶解、分散。
⑦三尸九虫：道教对人体内部寄生虫的称谓。

⑧醮：音 jiào，祈祷神灵的祭礼。

正月事忌

“正月，日时不宜用寅，犯月建，百事不利。”

“是月初七日、二十一日，不可交易裁衣。”

“是月初，婚，忌空床，招不祥。不得已者，以熏笼置床以厌之。”

《梅师方》曰：“元日，勿食梨，以避离字之义。勿食鲫鱼，头中有虫。”

《千金方》曰：“是月食虎豹狸肉，令人伤神损寿。”

又曰：“不得食生葱、蓼子，令人面上起游风。勿食蛰藏不时之物。”

《本草》：“是月勿食鼠残伤物，令人生瘘。”

《心镜》曰：“是月节五辛以避厉气。五辛，蒜、葱、韭、薤、姜是也。勿食狸、豹等肉。”

《摄生论》曰：“八日，宜沐浴。其日不宜远行。”

《杨公忌》曰：“十三日，不宜问疾。”

“正月元日，天腊日，十五日为上元，二日戒夫妇入房。”

正月修养法

孟春之月，天地俱生，谓之发阳。天地资始，万物化生，生而勿杀，与而勿夺。君子固密，毋泄真气。卦值泰，生气在子，坐卧当向北方。

孙真人《摄生论》曰："正月肾气受病，肺脏气微，宜减咸酸，增辛辣味，助肾补肺，安养胃气。勿冒冰冻，勿太温暖。早起夜卧，以缓形神。"

《内丹秘要》曰："阳出于地，喻身中三阳上升，当急驾河车[①]，搬回鼎内。"

《活人心书》曰："肝主龙兮位号心，病来自觉好酸辛。眼中赤色时多泪，嘘之病去效如神。"

注

①河车：道家炼丹，称北方正气为河车。

《灵剑子》导引法

孟春月一势：以两手掩口，取热气津润摩面，上下三五十遍，令极热。食后为之，令人华彩光泽不皱。行之三年，色如少艾[①]，兼明目，散诸故疾。从肝脏中肩背行后，须引吸震方生气，以补肝脏，行入下元。凡行导引之法，皆闭气为之，勿得开口，以招外邪，入于肝脏。

注

①少艾：年轻貌美。

陈希夷孟春二气导引坐功图势

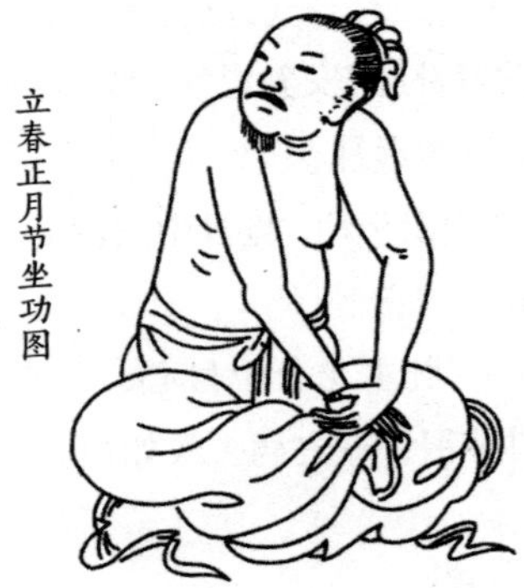

立春正月节坐功图

运主厥阴初气。

时配手太阳三焦相火。

坐功：宜每日子丑时叠手按髀，转身拗颈，左右耸引各三五度，叩齿，吐纳漱咽三次。

治病：风气积滞、顶痛、耳后痛、肩臑痛、背痛、肘臂痛，诸痛悉治。

雨水正月中坐功图

运主厥阴初气。

时配三焦子少阳相火。

坐功：每日子丑时叠手按髀，拗颈转身，左右偏引各三五度，叩齿，吐纳漱咽。

治病：三焦经络留滞邪毒，嗌干及肿，哕，喉痹，耳聋，汗出，目锐眥痛，颊痛，诸疾悉治。

二月事宜

《孝经纬》曰："雨水后十五日，斗指甲，为惊蛰。蛰者，蛰虫震起而出也。后十五日，斗指卯，为春分。分者，半也，当九十日之半也，故谓之分。夏冬不言分者，天地间二气而已矣，阳生子，极于午，即其中分也。春为阳中，律夹钟，言万物孚甲[①]，钟类而出也。"《晋乐志》曰："二月建卯，卯者，茂也，言阳生而滋茂也。"《要纂》曰："二月为仲阳，曰令月，此正女夷[②]司和，春皞[③]驭节之时也。"

《玄枢经》曰："天道西南行，作事出行，宜向西南，吉。不宜用卯日，犯月建[④]，不吉。"

"是月取道中土泥门户，辟官符。上壬日，取土泥屋四角，宜蚕事。"

《吕公忌》曰："是月令幼小儿女早起，避社神，免致小儿面黄。"

"是月采升麻，治头疼热风诸毒。采独活，治贼风百节痛，风无久新俱治。"

《四时纂要》曰："是月初八日、十四日、二十八日，拔白须发良。"

《千金方》曰："是月宜食韭，大益人心。"

《纂要》曰："是月丁亥日，收桃花阴干为末，戊子和井花水服方寸匕，日三服。疗妇人无子，兼美容颜。"

《千金月令》曰："惊蛰日取石灰糁门限外，

可绝虫蚁。”

《吕公忌》曰：“社日，令男女辍业一日，否则令人不聪。”

《千金月令》曰：“二月二日取枸杞煎汤晚沐，令人光泽，不病不老。”

《云笈七签》曰：“社日饮酒一杯，能治聋疾。杜诗：为寄治聋酒一杯。”

《月令》曰：“春分后宜服神明散。其方用苍术、桔梗各二两，附子一两，乌头二两炮，细辛一两，捣筛为散，红绢囊盛之，一人佩带，一家无病。若染时疫者，取囊中之药一钱，新汲水调服，取汗即愈。”

“二月以后，当多服祛痰之药。风劳之疾每起于痰，人能先令痰有疏导，则病可庶几。”

“是月上丙日，宜洗头发愈疾，效。上卯沐浴，去百病。”

“是月二十五日，天仓开日，宜坐圜，入山修道。”

《云笈七签》曰：“二月八日沐浴，令人轻健，初六日亦同。”

《玄枢经》曰：“是月上卯日，洗发愈疾。”

《玄枢经》曰：“是月初八日，乃佛生日也。”周建子，以子月为岁首，是以十一月为正月也。庄王九年四月初八日，释迦生，以子至卯月，是今二月也，二月八日为佛生辰无疑。今不知者，不考岁首建支，犹以四月为成规，何其谬欤！

《灵宝》曰：“是月八日，宜修芳春斋。五日，修太上庆生斋。”

《洛阳记》：“寒食日，妆万花舆，煮杨花粥。”

①孚甲：植物种子的外皮。

②女夷：传说中春夏万物生长之神。《淮南子·天文》：“女夷鼓歌以司天和。”

③皡：通“昊”，春皡即春天。

④月建：古人把子丑寅卯等十二支和十二个月份相配，以通常冬至所在的十一月配子，称为建子之月。由此顺推，十二月为建丑之月，正月为建寅之月，直到十月为建亥之月，如此周而复始。顺行十二辰为月建。其所在之方被认为不宜战斗攻伐，所值之日宜封建视事，不宜兴造。

二月事忌

《千金月令》曰：“二月三日，不可昼眠。”

《白云忌》曰：“二月九日，不可食鱼鳖，仙家大忌。”

《云笈七签》曰：“二月十四日，忌水陆远行。”

又曰：“是月勿食黄花菜及陈菹[①]，发痼疢，动宿气。勿食大蒜，令人气壅，关膈不通。勿食鸡子，滞气。勿食小蒜，伤人志。勿食兔肉、狐貉肉，令人神魂不安。兔死眼合者勿食，伤人。兔子勿与生姜同食，成霍乱。”

《养生论》曰：“是月行途，勿食阴地流泉，令人发疟瘴，又令脚软。”

“是月勿食生冷，可衣夹衣。”

“是月雷发声，戒夫妇容止。”

“是月初四、十六日，不宜交易裁衣。”

《玄枢经》曰：“毋竭川泽，毋焚山林。勿任刑，勿杀生。”

《杨公忌》：“十一日，不宜问疾。”

①陈菹：菹，音 zū。酸菜，腌菜。

二月修养法

仲春之月，号厌于日，当和其志，平其心，勿极寒，勿太热，安静神气，以法生成。卦大壮，言阳壮过中也。生气在丑，卧养宜向东北。

孙真人《摄养论》曰：“二月肾气微，肝正旺，宜戒酸增辛，助肾补肝。宜静膈去痰水，小泄皮肤，微汗以散玄冬蕴伏之气。”

《内丹秘要》曰：“仲春之月，阴佐阳气，聚物而出，喻身中阳火方半，气候匀停。”

《法天生意》云：“二月初时，宜灸脚三里、绝骨，对穴各七壮，以泄毒气，夏来无脚气冲心之病。”

“春分宜采云母石炼之，用矾石或百草上露水，或五月茅屋滴下檐水，俱可炼，久服延年。”

《济世仁术》云："庚子、辛丑日，采石胆，治风痰最快。"

《灵剑子》导引法

二月坐功一势：正坐，两手相叉，争力为之，治肝中风。以叉手掩项后，使面仰视，使项与手争力，去热毒肩痛，目视不明，积风不散。元和心气，棼[①]之令出散，调冲和之气，补肝，下气海添内珠尔。

又一势：以两手相重，按胜拔去，左右极力，去腰肾风毒之气及胸膈，兼能明目。

①棼：音 fén，纷乱。

陈希夷仲春二气导引坐功图势

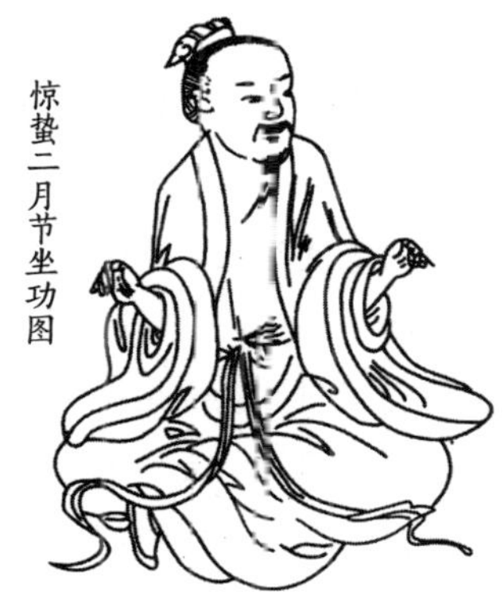

惊蛰二月节坐功图

运主厥阴初气。

时配手阳明大肠燥金。

坐功：每日丑寅时握固转颈，反肘后向头掣五六度，叩齿六六，吐纳漱咽三三。

治病：腰膂肺胃蕴积邪毒，目黄口干，鼽衄，喉痹，面肿，暴哑，头风，牙宣，目暗羞明，鼻不闻臭，遍身疙瘩悉治。

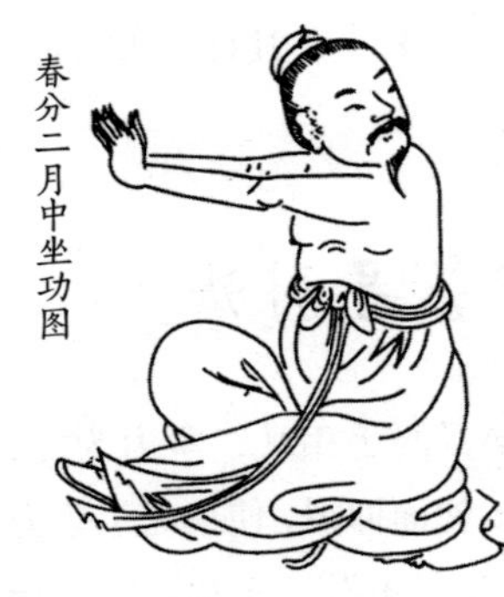

运主少阴二气。

时配手阳明大肠燥金。

坐功：每日丑寅时伸手回头，左右挽引各六七度，叩齿六六，吐纳漱咽三三。

治病：胸臆肩背经络虚劳邪毒，齿痛，头肿，寒栗，热肿，耳聋耳鸣，耳后肩臑肘臂外背痛，气满，皮肤㱿㱿然坚而不痛，瘙痒。

三月事宜

《孝经纬》曰："春分后十五日，斗指乙，为清明，万物至此，皆洁齐而清明矣。后十五日，斗指辰，为谷雨，言雨生百谷，物生清净明洁也。律姑洗，姑者，故也；洗者，先也，言万物去故而从新，莫不鲜明之谓也。"《乐志》曰"三月建辰，辰者，震也，言时物动长也"，《纂要》曰"三月蚕月，为末春"。

《玄枢经》曰："是月天道北行，作事出行宜向北方，吉。"

《千金月令》曰："三月采艾为人，以挂户上，备一岁之灸。"

《四时纂要》曰："是月三日，取桃花片收之，至七月七日，取乌鸡血和，涂面及身，光白如玉。"

"是月二日，收桃叶晒干，捣末，井花水服一钱，治心痛。”

《岁时记》曰：“上巳日取黍面和菜作羹，以压时气。”

《月令图经》：“上巳日可采艾并蔓菁花，以疗黄病。”

《琐碎录》曰：“三月三日，取荠菜花铺灶上及坐卧处，可辟虫蚁。”

又曰：“是日取苦楝花，无花即叶，于卧席下，可辟蚤虱。”

“是月采桃花未开蕊，阴干，与桑椹子和腊月猪油，涂秃疮神效。”

《琐碎录》曰：“是月羊粪烧灰存性，和轻粉、麻油，可搽恶疮。”

“清明日日未出时，采荠菜花，候干作灯杖，可辟蚊蛾。”

“清明日三更，以稻草缚花树上，不生刺毛虫。”

“是月初三日或戊辰日，收荠菜花、桐花、芥菜，藏毛羽衣服内，不蛀。”

《济世仁术》曰：“三月三日鸡鸣时，以隔宿炊冷汤洗瓷瓶口及锅灶饭箩一应厨物，则无百虫游走为害。”

《山居四要》曰：“清明前二日，收螺蛳浸水，至清明日，以螺水洒墙壁等处，可绝蜒蚰。”

《济世仁术》曰：“三月辰日，以绢袋盛面，挂当风处，中暑者，以水调服。”

《法天生意》曰："三月三日，采桃花浸酒饮之，除百病，益颜色。"

又曰："清明前一日，采大蓼晒干，能治气痢，用米饮调服一钱，效。"

《济世仁术》曰："寒食日水浸糯米一二升，逐日换水，至小满，漉起晒干，炒黄，水调涂，治跌打损伤及恶疮，神效。"

"三月三日，采夏枯草，煎汁熬膏，每日热酒调吃三服。治远年损伤，手足瘀血，遇天阴作痛，七日可痊，更治产妇诸血病症。"

"三月三日，取羊齿烧炭，治小儿羊痫寒热。"

《万花谷》曰："初三日，取枸杞煎汤沐浴，令人光泽不老。"

"是月二十日，天仓开日，宜入山修道。"

"二十七日沐浴，令人神气清爽。"

《本草》曰："是月上寅，采甘菊苗，名玉英。六月上寅，采梗，名容成。九月上寅，采花，名金精。十二月上寅，采根，名长生。收四味为末，用成日炼蜜丸如桐子大。每服一钱，一日三服。百日身轻润泽，一年发白再黑，二年齿落更生，三年返老还童。"

《齐人月令》曰："采何首乌，赤、白各半，米泔水浸一宿，同黑豆饭锅上蒸熟，晒干，去豆为末，或加茯苓三分之一，炼蜜为丸，酒下一二钱。百日后，百疾皆除，长年益寿、多子。忌食猪肉、鱼鳖、萝卜。何首乌内，有生如鸟兽并山石形象，极大者，乃珍品也，服之成仙。”

“三月、四月中，采山谷内新长柏叶、松针，或花蕊，长三四寸枝，阴干，细捣为末，炼蜜为丸，如小豆大。常于月之朔望[1]清晨，烧香东向持药入十一丸，咒曰：神仙真药，体全自然，服药入腹，益寿延年。盐汤或酒下。服讫，忌食五辛。若要长肌肉，加大麻、巨胜。要心力健壮，加人参、茯苓。用七月七日露水和丸，尤佳。”

《齐人月令》曰：“是月上辰日，采枸杞，四月上巳日服之。松花酒：取糯米淘极净，每米一斗，以神曲五两和匀，取松花一升，细碎蒸之，绢袋盛，以酒一升，浸五日，即堪服。任意服之。”

《千金方》：“是月入大山，背阴不见日月松脂，采炼而饵之。百日，耐寒暑，补益五脏。”

《云笈七签》曰：“商陆如人形者，杀伏尸，去面黯黑，益智不忘，男女五劳七伤，妇女产中诸病。右用面十二斤，米三斗，加天门冬末酿酒，浸商陆六日，斋戒服之。颜色充满，尸虫俱杀，耳目聪明，令人不老通神。”

“三月上巳，宜往水边饮酒燕乐，以辟不祥，修禊[2]事也。清明一日，取榆柳作薪煮食，名曰换新火，以取一年之利。”

《真诰》曰：“是月十一日拔白，十三日拔白，永不生出。初一初十日，拔白生黑。”

“是月取百合根晒干，捣为面服，能益人。取

山药去黑皮，焙干，作面食，大补虚弱，健脾开胃。”

《灵宝经》曰：“是月三日，修荡邪斋。”

“是月初六初七日沐浴，令人神爽无厄。”

《荆楚记》曰：“三月三日，四民踏百草。时有斗百草之戏，亦祖此耳。”

“洛阳上巳日，妇人以荠花点油祝之，洒入水中，若成龙凤花卉状者则吉，谓之油花卜。”

《酉阳杂俎》曰：“三月心星见辰，出火，禁烟插柳谓厌[3]此耳。寒食有内伤之虞，故令人作秋千蹴踘之戏以动荡之。”

《养生仁术》曰：“谷雨日采茶炒藏，能治痰嗽及疗百病。”

《家塾事亲》曰：“是月采桃花未开者，阴干，百日，与赤桑椹等份，捣和腊月猪脂，涂秃疮，神效。”

《万花谷》云：“春尽，采松花和白糖或蜜作饼，不惟香味清甘，自有所益于人。”

①朔望：朔日和望日，即夏历初一日和第十五日。

②修禊：民俗以三月三日于水边设祭祓除不祥。

③厌：驱邪除恶之祭。

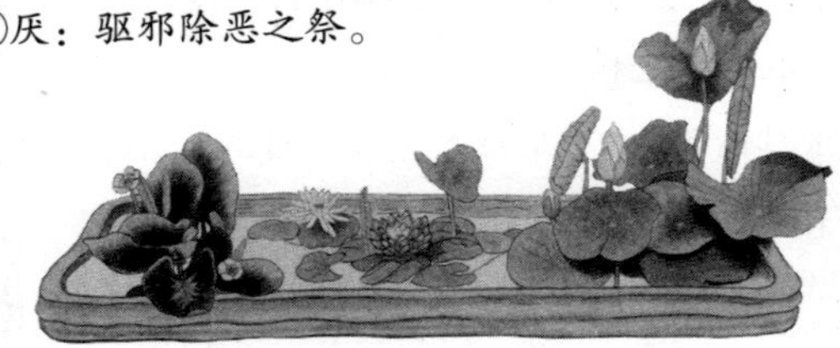

三月事忌

“季春之月，不宜用卯日卯时作事，犯月建，不吉。”

《云笈七签》曰：“是月勿久处湿地，必招邪毒。勿大汗，勿裸露三光下，以招不祥。勿发汗以养脏气。勿食陈菹，令人发疮毒热病。勿食驴马肉，勿食獐鹿肉，令人神魂不安。勿食韭。”

《月令忌》曰：“勿食血并脾，季月土旺在脾，恐死气投入故耳。”

《百一歌》曰：“勿食鱼鳖，令人饮食不化，神魂恍惚，发宿疾。”

《本草》曰：“勿食生葵，勿食羊脯。三月以后有虫如马尾，毒能杀人。”

《风土记》：“是月十六日、廿七日，忌远行，水陆不吉。初一、十六日，忌裁衣交易。”

《千金方》：“三月辰寅日，勿食鱼，凶。”

《云笈七签》曰：“是月五日，忌见一切生血，宜斋戒。”

孙真人曰：“是月勿杀生以顺天道。勿食百草心、黄花菜。”

《千金方》曰：“勿食鸟兽五脏，勿食小蒜，勿饮深泉。”

《云笈七签》曰：“三月八日，勿食芹菜，恐病蛟龙瘕，面青黄，肚胀大如妊。服糖水吐出愈。”

《杨公忌》："初九日，不宜问疾。"

《法天生意》云："勿食鸡子，终身[①]昏乱。"

又云："勿食大蒜，亦不可常食，夺气力，损心力。"

注

①终身：《四时宜忌》作"终日"。

三月修养法

季春之月，万物发陈，天地俱生，阳炽阴伏，宜卧早起早，以养脏气。时肝脏气伏，心当向旺，宜益肝补肾，以顺其时。卦值夬[①]，夬者，阳决阴也，决而能和之意。生气在寅，坐卧宜向东北方。

孙真人曰："肾气以息，心气渐临，木气正旺，宜减甘增辛，补精益气。慎避西风，宜懒散形骸，便宜安泰，以顺天时。"

注

①夬：音 guài，六十四卦之一，乾下兑上。

《灵剑子》导引法

补脾坐功一势：左右作开弓势，去胸胁膈结聚风气、脾脏诸气，去来用力为之，凡一十四遍，闭口，使心随气到以散之。

陈希夷季春二气导引坐功图势

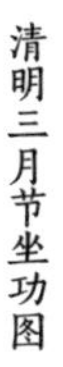
清明三月节坐功图

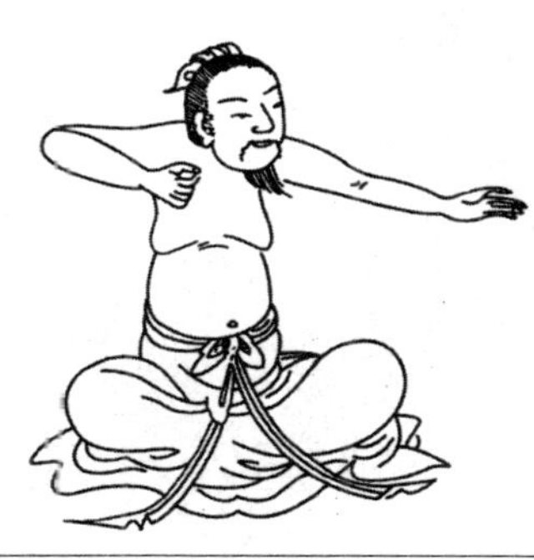

运主少阴一气。

时配手太阳小肠寒水。

坐功：每日丑寅时正坐定，换手左右，如引硬弓各七八度，叩齿，纳清吐浊咽液各三。

治病：腰肾肠胃虚邪积滞，耳前热，苦寒，耳聋，嗌痛，颈痛不可回头，肩拔臑折，腰软及肘臂诸痛。

谷雨三月中坐功图

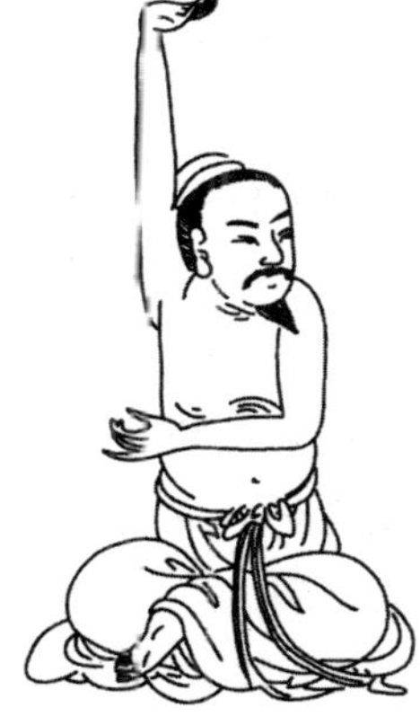

运主少阴二气。

时配手太阳小肠寒水。

坐功：每日丑寅时平坐，换手左右举托，移臂左右掩乳各五七度，叩齿吐纳漱咽。

治病：脾胃结瘕瘀血，目黄，鼻鼽衄，颊肿，颔肿，肘臂外后廉肿痛，臂外痛，掌中热。

胆神图

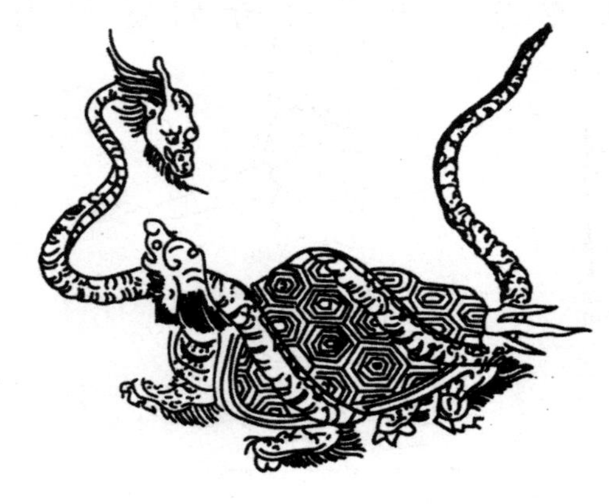

经曰胆附于肝故图列于春后

神名龙耀，字威明。胆之状如龟蛇混形，其象如悬匏，色青紫，附于肝中。

胆腑附肝总论

胆者，金之精，水之气，其色青，附肝短叶下。胆者，敢也，言人果敢。重三两三铢，为肝之腑。若据胆，当不在五脏之数，归于六腑。因胆亦受水气，与坎同道，又不可同六腑，故别立胆脏。人之勇敢，发于胆也。合于膀胱，亦主毛发。《黄庭经》曰："主诸气力摄虎兵，外应眼瞳鼻柱间，脑发相扶与俱鲜。"故胆部与五脏相类也。且胆寄于坎宫，使人慕善知邪，绝奸止佞，敢行直道。胆主于金，金主杀，故多动杀之气。然而见杀则悲，故人悲者，金生于水，是以目有泪也。心主火，胆主水，火得水而灭，故胆大者心不惊；水壓火煎，故胆小者心常惧。阴阳交争，水胜于火，目有泪也。泪出于胆，发于肝，胆水主目瞳，受肝木之精二合。男子五十，目暗，肾气衰，胆水少耳，可补肾，长于肝。欲安其神，当息纷争，行仁义道德，以全其生也。胆合于膀胱，主于毛发。发枯者，胆竭也；爪干者，胆亏也；发燥毛焦者，有风也；好食苦味者，胆不足也；颜色光白者兼青色者，胆无病也。

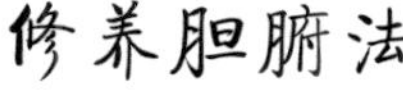

修养胆腑法

当以冬三月，端居静思，北吸玄宫之黑气入口，三吞之，以补嘻之损，用益胆之津。

相胆病法

胆之有疾，大率口苦，吐酸涎，心中惊恐，若人捕之者。胆实，精神不守，卧起无定。虚则伤寒，寒则畏恐，头眩虚弱，爪发皆枯，目中出泪，膀胱连腰小腹作痛。胆与肝合道，胆有药，治与肝脏同方。

胆腑导引法

可正坐，合两脚掌，昂头，以两手挽脚腕起，摇动，为之三五度。亦可大坐[1]，以两手拓地，举身努力腰脊三五度，能出胆家风毒邪气。

①大坐：盘膝而坐。

六气治胆法

胆病以嘻出、以吸补之法：当侧卧，以鼻渐引长气嘻之，即以嘻字作微声，同气出之也。去胆病，除阴脏一切阴干盗汗，面无颜色，小肠膨胀，脐下冷痛，口干舌涩，数嘻之，乃愈。

春时逸事

探春斗花　天宝中，长安士女春时斗花，以奇多者为胜，皆以千金市花，植于中庭，为探春之燕。

移春槛　开元人家，春时移名花植槛中，下设轮脚，挽以彩絚[1]，所至牵以自随。

系煎饼　江东风俗，于正月二十日为天穿日，以红丝缕系煎饼置屋上，谓之补天漏。故李诗："一枚煎饼补天穿。"

食生菜 晋于立春日，以萝菔[2]、芹芽为菜盘相馈。唐立春日，春饼生菜号春盘。故苏诗："青蒿黄韭试春盘。"

戴春燕 荆楚立春日，剪彩为燕以戴之，故欧阳诗："共喜钗头燕已来。"又王沂公帖云："彩燕迎春入鬓飞。"

贴宜春字 立春日，门庭楣上写宜春二字贴之，王诗云："宝字贴宜春。"

五辛盘 立春日作五辛盘，以黄柑酿酒，谓之洞庭春色。故苏诗云："辛盘盛青韭，腊酒是黄柑。"

爆竹惊鬼 西方深山中，有人长尺余，喜犯人，犯则病寒热，名曰山臊。以竹着火作毕朴[3]声，山臊惊遁。

饮椒柏酒 《月令》云："元日进椒柏酒。"椒是玉衡星精，柏是仙药，二物酿酒。是早自幼起进长。

桃符画神 黄帝时有神荼、郁垒二神，于朔山东鬼门桃树下，执无道之鬼，缚以苇索，以饲虎。故肖其形于桃板上，置之门户间也。

画鸡贴户 元日，画鸡贴门户上，系苇索插于桃符两旁，百鬼畏之。

画钟馗 唐有虚耗小鬼，空中窃取人物。终南山进士钟馗能捉之，以刳其目，劈而啖之。故当正月图之以厌鬼。

除穷鬼 文公云："正月乙丑晦，主人使奴结

柳作车，缚草为舡[4]，载糗[5]与粮一二，揖穷鬼而送之。”

造彩胜 刘臻妻陈氏，于人日作人胜[6]，剪彩或镂金为之。

七种菜羹 荆土人日采七种菜，作羹汤以食之。

造面玺 上元日造面玺，以官位帖子置其中，熟而食之，以得高下相胜为戏笑。

天街观灯 《武林旧事》：“自三月十三日起，至十七日止，满城大小人户，跨街以竹为棚，悬挂彩灯，辉煌映月，灿烂摇星，鼓吹烟火，达旦不绝。”

踏歌声调 唐观灯士人作踏歌唱之，歌调入云。歌曰“长安少女踏春阳，无处春阳不断肠。舞袖弓腰浑忘却，峨眉空带九秋霜”之类。

送社饭 春社日，以诸肉杂调和铺饭上，谓之社饭。秋社，以社糕社酒相遗。妇女归外家，即外舅姨皆以新葫芦儿赠之，俗云宜良外甥。

孤山看梅 孤山，林逋故宅也。有梅三百六十株，有陈朝桧树，人竞赏之。

断桥踏雪 西湖十景中，有断桥残雪一景。自断桥一径至孤山下，残雪满堤，恍若万丈玉虹跨截湖面，真奇观也。高雅者，策蹇行吟以赏之。

苏堤观柳 花柳撩人，鹅黄鸭绿，一月二色，长行万枝，烟霭霏霏，掩映衣袂。有素心者，携壶独往。

清明祭扫 《武林旧事》：“清明前后十日，城中士女艳妆浓饰，金翠琛缡，接踵联肩，翩翩游赏，画舡箫鼓，终日不绝。”

祓除[7] 郑俗，三月上巳，于溱洧水滨招魂续魄，秉兰草祓除不祥。汉时，季春上巳，官及百姓皆禊于东流水上。

曲水流觞 周公成洛邑，因流水以泛酒，故诗云“羽觞流波”。秦昭王置酒河曲，见金人奉水心之剑，曰：“令君制有诸夏。”因立此为曲水。

踏青鞋履 三月三日，上踏青鞋履。

杏酪枣糕 寒食日，煮粳米及麦为酪，捣杏仁煮作粥，以面裹枣蒸食，谓之枣糕。

青精饭 用杨桐叶，并细叶、冬青叶，遇寒食，采其叶染饭，色青而有光，食之资阳气，道家谓之青精干食饭。今俗以夹麦青草捣汁，和糯米作青粉团，乌桕叶染乌饭作糕，是此遗意。

驻马饮 长安侠少，春时结伴，各骑矮马，饰以锦鞯金络，并辔而行，往来有花树旁，仆从执酒随之，遇好色，则驻马而饮。

取红花 北齐崔林义之女，春日以桃花贴于面，咒曰：“取红花，取白雪，与儿洗面作光悦；取白雪，取红花，与儿洗面作光华；取雪白，取花红，与儿洗面作仪容。”

装花狮 曲江贵家游赏，剪百花装作狮子形，互相送遗。狮上有小连环，以蜀锦流苏牵之，唱曰：“春光且莫去，留与醉人看。”

护花铃 天宝间，贵家园林，扭红丝为绳，缀金铃于上，有乌鹊至，则掣铃以惊之。

括香　唐宫中花开时，以重顶帐蒙蔽栏槛上，以闭其香，谓之括香。

吞花卧酒　《春录》曰："握月担风，且留后日；吞花卧酒，不可过时。"

红馁[8]双　春游之家，以油脂米粉作红馁，竿上成双挂挑，杂于马前。

酿梨花　杭州俗，酿趁梨花时熟，号曰梨花春。

锦带羹　花有锦带名者，初生，叶柔脆可食，采以作羹。杜诗云："滑忆雕胡饭，香闻锦带羹。"

怜草色望杏花　《长庆集》云："谁开湖寺西南路，草绿裙腰一带斜。"《劝农诏》曰："望杏敦耕，瞻蒲劝穑。"

占草验岁　师旷曰："荠先生，岁甘；葶苈先生，岁苦；藕先生，岁雨；蒺藜先生，岁旱；蓬草先生，岁欲流；水藻先生，岁欲恶；艾叶先生，岁欲病。"皆以正月占之。

占雨雾　正月朔，雨，春旱，人食一升；二日，雨，人食二升，以渐而升。五日雨，大熟；五日有雾，伤谷伤民；元日雾，岁必饥。

折松索苇　岁首祝椒酒而饮之，又折松枝，男七女二，亦同此义。悬苇索于户上，插符其旁，百鬼畏之。

登山眺远　正月人日，当登山眺远。李充诗曰："命驾升西山，寓目眺原畴。"

泛粥祠膏　张成见一妇人立宅东南，谓成曰："正月十五，君宜作白粥，泛膏于上以祀我，当令君蚕宜百倍。”后果然。

花盖叶幄 夏侯湛曰：“春可乐兮，缀杂花以为盖。”谢万赋云：“幂丰叶而为幄。”

花褥草裀 花落为褥，翠草成裀，醉眠春日，其乐不浅。

浴沂禊洛 春服既成，童子冠者，浴乎沂，风乎舞雩。蔡伯喈禊文：“洋洋暮春，厥月除已。尊卑烟鹜，惟女与士。自求百福，在洛之涘。”

三月社会 《武林旧事》：“三月三日，佑圣观；三月二十八日，东岳行宫，二圣生辰，都人游冶之盛，百戏竞集，士女骈阗[9]，观者如堵。其社会名色，如

绯绿社杂剧　齐云社蹴球

遏云社唱赚　同文社耍词

角抵社相扑　清音社清乐

锦标社射弩　锦体社花绣

英略社拳棒　雄辩社小说

翠锦社行院　绘革社影戏

净发社剃梳　律华社吟叫

云机社撮弄

所陈金玉、珍宝、珠翠，璀璨夺目，天骥龙媒[10]，绒鞯宝辔。行厨果局，穷极肴核之珍。一盘珠翠花朵之饰，至值数万。珍禽如红鹦、白雀，水族则玉蟹、金龟，高丽华山之奇松，交广海峤[11]之异卉，不可缕记，无非动心骇目之观。二会皆然。”

临水观鱼 古吴茂苑，孔里园中，有世居隐士，号曰潇洒张郎。其园中有竹万竿，乔木盖屋，西有绕翠堂，东有芦轩。轩前有一大池，绿杨垂压，桃李间枝，池内有朱鱼数万，名为锦鳞池。至春日晴明，鱼游戏水，五色斑烂，名鱼万状。潇洒张郎题之曰："锦鳞伴碧草，水面做文章。"

高子春时幽赏十二条

高子曰：山人癖好四时幽赏，境趣颇真。即在武林，可举数事，录与同调共之。但幽赏真境，遍寰宇间不可穷尽，奈好之者不真，故每人负幽赏，非真境负人。我辈能以高朗襟期，旷达意兴，超尘脱俗，迥具天眼，揽景会心，便得妙观真趣。况幽赏事事，取之无禁，用之不竭，举足可得，终日可观，梦想神游，吾将永矢勿谖[12]矣。果何乐可能胜哉？未尽种种，当以类见。

①緪：音 gēng，粗绳。
②萝菔：萝卜。
③毕朴：象声词，爆裂声。
④舡：音 chuán，同"船"。
⑤糗：音 qiǔ，炒熟的米、麦等谷物。
⑥人胜：人形首饰。
⑦祓除：祓，音 fú。除灾祈福祭。

⑧饫：音 dàn，饼。
⑨骈阗：聚集，罗列，众多。
⑩天骥龙媒：千里马，骏马。
⑪海峤：峤，音 qiáo。近海多山之地。
⑫谖：音 xuān，忘记。

孤山月下看梅花 孤山旧址，逋老种梅三百六十，已废；继种者，今又寥寥尽矣。孙中贵公补植原数，春初玉树参差，冰花错落，琼台倚望，恍坐玄圃罗浮。若非黄昏月下，携尊吟赏，则暗香浮动，疏影横斜之趣，何能真见实际！

八卦田看菜花 宋之籍田，以八卦爻画沟塍[①]，圜布成象，迄今犹然。春时，菜花丛开，自天真高岭遥望，黄金作埒[②]，碧玉为畴，江波摇动，恍自《河洛图[③]》中，分布阴阳爻象。海天空阔，极目了然，更多象外意念。

虎跑泉试新茶 西湖之泉，以虎跑为最；两山之茶，以龙井为佳。谷雨前采茶旋焙，时激虎跑泉烹享，香清味冽，凉沁诗脾。每春当高卧山中，沉酣新茗一月。

保俶[④]塔看晓山 山翠绕湖，容态百逞，独春朝最佳。或雾截山腰，或霞横树梢，或淡烟隐隐，摇荡晴晖；或峦气浮浮，掩映曙色。峰含旭日，明媚高张；风散溪云，林皋爽朗。更见遥岑迴抹柔蓝，远岫忽生湿翠，变幻天呈，顷刻万状。奈此景时值酣梦，恐市门未易知也。

西溪楼啖煨笋 西溪竹林最多，笋产极盛。但笋味之美，少得其真。每于春中笋抽正肥，就彼竹下扫叶煨笋，至熟，刀截剥食，竹林清味，鲜美莫比。人世俗肠，岂容知此真味。

登东城望桑麦 桑麦之盛，惟东郊外最阔，田畴万顷，一望无际。春时，桑林麦陇，高下竞秀，风摇碧浪层层，雨过绿云绕绕。雉雊⑤春阳，鸠呼朝雨。竹篱茅舍，间以红桃白李，燕紫莺黄，寓目色相，自多村家闲逸之想，令人便忘艳俗。

三塔基看春草 湖中三塔寺基，去湖面浅尺。春时草长平湖，茸茸翠色，浮动波心，浴鹭狎鸥，飞舞惟适。望中深惬素心，兀对更快青眼。因思古诗“草长平湖白鹭飞”之句，其幽赏自得不浅。

初阳台望春树 西湖三面绕山，东为城市，春来树色新丰，登台四眺，浅深青碧，色态间呈，高下参差，面面回出。或冉冉浮烟，或依依带雨，或丛簇山村，或掩映楼阁，或就日向荣，或临水漾碧。幽然会心，自多胸中生意；极目撩人，更驰江云春树之想。

山满楼观柳 苏堤跨虹桥下东数步，为余小筑数椽，当湖南面，颜曰“山满楼”。余每出游，巢居于上，倚栏玩堤，若与檐接。堤上柳色，自正月上旬，柔弄鹅黄，二月，娇拖鸭绿，依依一望，色最撩人，故诗有“忽见陌头杨柳”之想。又若截雾横烟，隐约万树；欹风障雨，潇洒长堤。爱其分绿影红，终为牵愁惹恨。风流意态，尽入楼中；春色萧骚，授我衣袂间矣。三眠舞足，雪滚花飞，上下随风，若絮浮万顷，缭绕歌楼，飘扑僧舍，点点共酒旆⑥悠扬，阵阵追燕莺飞舞。沾泥逐水，岂特可入诗料，要知色身幻影，即是风里杨花。故余墅额题曰“浮生燕垒”。

苏堤看桃花 六桥桃花，人争艳赏，其幽趣数种，赏或未尽得也。若桃花妙观，其趣有六：其一，在晓烟初破，霞彩影红，微露轻匀，风姿潇洒，若美人初起，娇怯新妆。其二，明月浮花，影笼香雾，色态嫣然，夜容芳润，若美人步月，风致幽闲。其三，夕阳在山，红影花艳，酣春力倦，妩媚不胜，若美人微醉，风度羞涩。其四，细雨湿花，粉容红腻，鲜洁华滋，色更烟润，若美人浴罢，暖艳融酥。其五，高烧庭燎，把酒看花，瓣影红绡，争妍弄色，若美人晚妆，容冶波俏。其六，花事将阑，残红零落，辞条未脱，半落半留。兼之封家姨⑦无情，高下陡作，使万点残红，纷纷飘泊，或扑面撩人，或浮樽沾席，意恍萧骚，若美人病怯，铅华销减。六者惟真赏者得之。又若芳草留春，翠裀堆锦，我当醉眠席地，放歌咏怀，使花片历乱满衣，残香隐隐扑鼻，梦与花神携手巫阳，思逐彩云飞动，幽欢流畅，此乐何极。

西泠桥玩落花 三月桃花，苏堤落瓣，因风荡漾，逐水周流，飘泊孤踪，多在西泠桥畔堆叠。粉销玉碎，香冷红残，片片似对骚人泣别，豪举离樽，当为高唱渭城朝雨。

天然阁上看雨　灵雨[8]霏霏，乍起乍歇；山头烟合，忽掩青螺；树杪云蒸，顷迷翠黛，丝丝飞舞遥空，濯濯[9]飘摇无际。少焉霞红照水，淡日西斜，峰峦吞吐断烟，林树零瀼[10]宿雨。残云飞鸟，一望迷茫，水色山光，四照萧爽，长啸倚楼，腾歌浮白。信知变幻不常，阴晴难料，世态春雨，翻覆弄人哉！过眼尽是镜华，当着天眼看破。

①塍：音 chéng，田间的土埂。
②埒：音 liè，矮墙。
③河洛图：即河图、洛书。
④俶：音 chù，善，美好。
⑤雊雊：雊，音 gòu。雉鸡叫。
⑥旆：音 pèi，旗末端状如燕尾的悬垂的装饰品。
⑦封家姨：又名封姨，古代神话传说中的风神。后世诗文中常用作风的代称。
⑧灵雨：好雨。
⑨濯濯：清新，明净。
⑩零瀼：瀼，音 ráng。露水重。

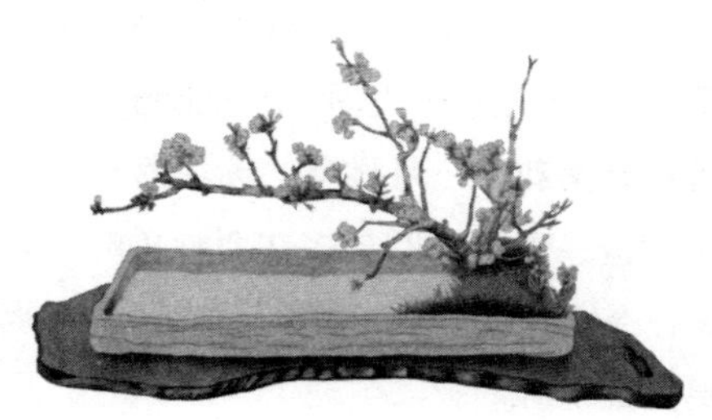

四时调摄笺
夏卷

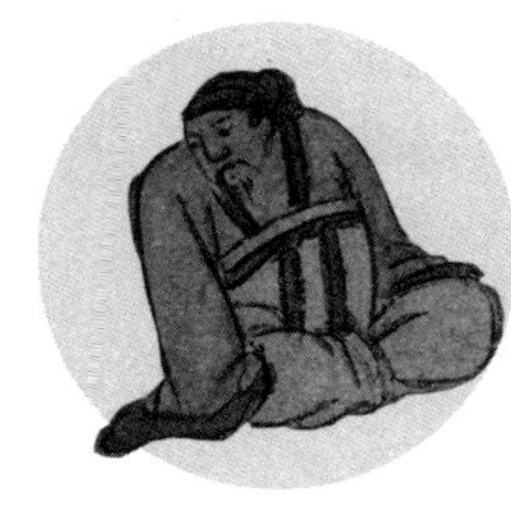

夏三月调摄总类

《礼记》曰："南方曰夏，夏之为言假也，养之长之，假之仁也。"《太元经》曰："夏者，物之修长也。"董仲舒曰："阳长居大夏，以生育万物。"《淮南子》曰："夏为衡，衡以平物，使之均也。"《汉律志》曰："南者，任[①]也，阳气于时任养万物，故君子当因时节宣调摄，以卫其生。"

立夏，火相；夏至，火旺；立秋，火休；秋分，火废；立冬，火囚；冬至，火死；立春，火殁；春分，火胎，言火孕于木之中矣。

注

①任：通“妊”，即怀孕、孕育之意。

臞仙[2]月占[3]主疾

四月立夏日，忌北风，主疾。

五月夏至，忌东风，主病。行秋令，主多疫。

六月行秋令，主多女疾。

注

①臞仙：臞，音 qú。人名。

②月占：历书上载的占验气候和年成的方法。

夏月气数主属图

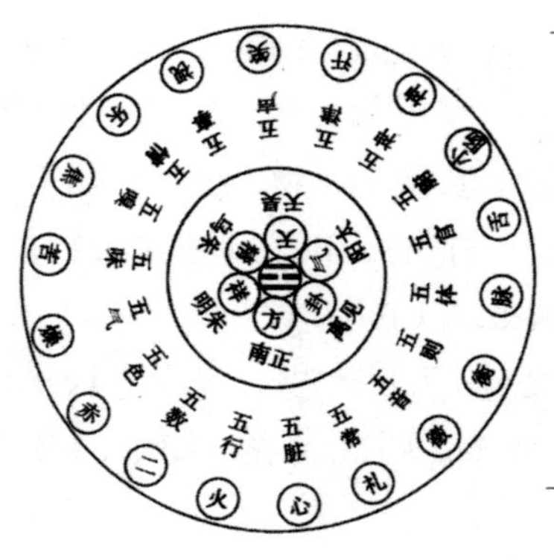

夏曰朱明、气赤而光明也。

长嬴、朱夏、炎夏、三夏、九夏、纁夏。

天曰昊天。

风曰炎风。

节曰炎节。

草曰茂草、稚草。

木曰蔚林、茂林、密树、茂树。

心神图

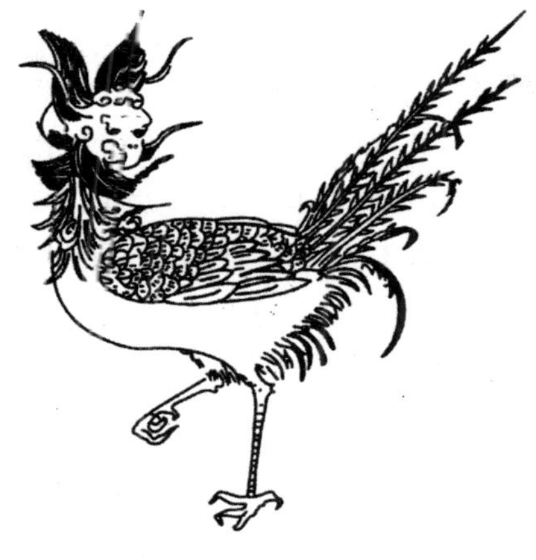

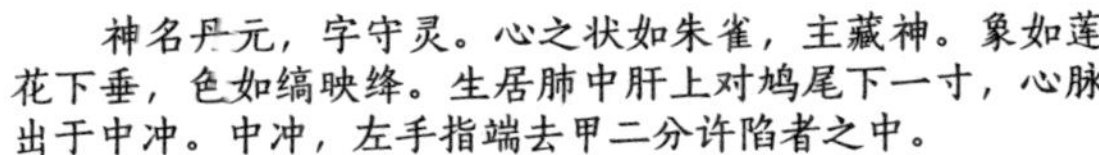

神名丹元，字守灵。心之状如朱雀，主藏神。象如莲花下垂，色如缟映绛。生居肺中肝上对鸠尾下一寸，心脉出于中冲。中冲，左手指端去甲二分许陷者之中。

心脏夏旺论

心属南方火，为赤帝神，形如朱雀，像如倒悬莲蕊。心者，纤也，所纳纤微，无不贯注，变水为血也。重十二两，居肺下肝上，对鸠尾下一寸。注曰：胸中心口掩下鸠尾也。色如缟映绛，中有七孔、三毛。上智之人，心孔通明；中智之人，五孔，心穴通气；下智无孔，气明不通，无智，狡诈。心为肝子，为脾母。舌为之宫阙，窍通耳。左耳为丙，右耳为丁。液为汗，肾邪入心则汗溢，其味苦。小肠为心之腑，与心合。《黄庭经》曰："心部之宅莲含花，下有童子丹元家，主适寒热荣卫和，丹锦绯囊披玉罗。"其声徵，其臭焦，故人有不畅事，心即焦躁。心气通则知五味，心病则舌焦卷而短，不知五味也。其性礼，其情乐。人年六十，心气衰弱，言多错忘。心脉出于中冲，生之本，神之处也，主明运用。心合于脉，其荣色也，血脉虚少，不能于脏腑者，心先死也。心合辰之已午，外应南岳，上通荧惑[①]之精。故心风者，舌缩不能言也。血壅者，心惊也；舌无味者，心虚也；善忘者，心神离也；重语者，心乱也；多悲者，心伤也；好食苦者，心不足也；面青黑者，心气冷也；容色鲜好，红活有光，心无病也。肺邪入心则多言。心通微，心有疾，当用呵，呵者，出心之邪气也。故夏三月，欲安其神者，则含忠履孝，辅义安仁，定息火炽，澄和心神，外绝声色，内薄滋味，可以居高朗，远眺望，早卧早起，无厌于日，顺于正阳，以消暑气。逆之则肾心相争，水火相克，火病由此而作矣。

注

①荧惑：火星。

相心脏病法

心热者，色赤而脉溢，口中生疮，腐烂作臭，胸膈、肩背、两胁、两臂皆痛。心虚则心腹相引而痛，或梦刀杖火焰、赤衣红色之物，炉冶之事，以恍怖人。心病欲濡，急食咸以濡之，用苦以补之，甘以泻之。禁湿衣热食，心恶热及水。心病，当脐上有动脉，按之牢若痛，更苦烦煎，手足心热，口干舌强，咽喉痛，咽不下，忘前失后，宜服五参丸。

秦艽七钱，人参七钱，丹参七钱，玄参一两，干姜三钱，沙参四钱，酸枣仁七钱。

上为末，蜜丸，空心，人参汤服三四十丸，日再服。

修养心脏法

当以四月五月弦朔清旦，面南端坐，叩齿九通，漱玉泉[1]三次，静思注想，吸离宫赤气[2]入口，三吞之，闭气三十息，以补呵气之损。

①玉泉：口中津液。
②离宫赤气：南方自然生发之气。

六气治心法

治心脏用呵，以鼻渐长引气，以口呵之，皆调气如上，勿令自耳闻之。若心有病，大呵三遍。

呵时，以手交叉，乘起顶上为之。去心家劳热，一切烦闷。疾愈即止，过度即损，亦须以呼字吸旺气以补之。

黄帝制夏季所服奇方

黄帝曰："夏三月服何药？"岐伯曰："以补肾茯苓丸，能治男子内虚，不能饮食，健忘，悲忧不乐，喜怒无常，四肢浮肿，小便赤黄，精浊淋漓，绞痛，膀胱冷痛，阴囊湿痒，口渴饮水腹胀，皆犯五劳七伤，宜服此方。"

茯苓五钱，食不消加一钱　杜仲五钱，腰痛加一钱　山茱萸四钱，湿痒加五分　附子二钱，有风加五分　牡丹皮四钱，腹中游风加一钱　泽泻三钱，水气加五分　桂三钱，颜色不荣加五分　山药五钱，头风加一钱　地黄四钱，秋冬加一钱　细辛二钱，目昏加一钱　石斛四钱，阴湿加一钱　苁蓉三钱，痿黄加五分　生姜二钱

上一十三味，共为末，炼蜜为丸，如桐子大。每服七丸，日再服。忌房事，生冷、猪鱼等食。

心脏导引法

可正坐，两手作拳，用力左右互筑[①]，各五六度。又以一手向上拓空，如擎石米之重，左右更手行之。

又以两手交叉，以脚踏手中，各五六度，闭气为之。去心胸风邪诸疾，行之良久，闭目，三咽津，叩齿三通而止。

注

①筑：打，击。

夏季摄生消息论

夏三月属火，主于长养。心气火旺，味属苦。火能克金，金属肺，肺主辛，当夏饮食之味，宜减苦增辛以养肺。心气当呵以疏之，嘘以顺之。三伏内，腹中常冷，特忌下利，恐泄阴气，故不宜针灸，惟宜发汗。夏至后，夜半一阴生，宜服热物，兼服补肾汤药。夏季心旺肾衰，虽大热不宜吃冷淘冰雪蜜水、凉粉、冷粥，饱腹受寒，必起霍乱。莫食瓜茄生菜，原腹中方受阴气，食此凝滞之物，多为癥块。若患冷气痰火之人，切宜忌之，老人尤当慎护。平居檐下、过廊、巷堂、破窗皆不可纳凉，此等所在虽凉，贼风中人最暴。惟宜虚堂净室，水亭木阴，洁净空敞之处，自然清凉。更宜调息净心，常如冰雪在心，炎热亦于吾心少减。不可以热为热，更生热矣。每日宜进温补平顺丸散。饮食温暖，不令大饱，常常进之。宜桂汤、豆蔻熟水，其于肥腻当戒。不得于星月下露卧兼便，睡着使人扇风取凉，一时

虽快，风入腠理，其患最深。贪凉兼汗身当风而卧，多风痹，手足不仁，语言謇涩，四肢瘫痪。虽不人人如此，亦有当时中者，亦有不便中者，其说何也？逢年岁方壮，遇月之满，得时之和，即幸而免，至后还发。若遇年力衰迈，值月之空，失时之和，无不中者。头为诸阳之总，尤不可风，卧处宜密防小隙微孔，以伤其脑户。夏三月，每日梳头一二百下，不得梳着头皮，当在无风处梳之，自然去风明目矣。

《养生论》曰："夏谓蕃秀，天地气交，万物华实，夜卧早起，无厌于日。使志无怒，使华成实，使气得泄。此夏气之应，养长之道也。逆之则伤心，秋发痎疟[①]，奉收者少，冬至病重。"

又曰："夏气热，当食菽以寒之，不可一于热也。禁饮温汤，禁食过饱，禁湿地卧并穿湿衣。"

"夏三月，丁巳、戊申、己巳、丑未辰日宜炼丹药。"

"夏三月，头卧宜向南，大吉。"

"夏三月，六气十八候皆正长养之令，勿起土、伐大树。"

《千金方》曰："夏七十二日，省苦增辛，以养肺气。"

《内经》曰："夏季不可枕冷石并铁物取凉，大损人目。"

陶隐居曰："冰水止可浸物，使驱日晒暑气。不可作水服，入腹内，冷热相搏，成疾。若多着饴糖拌食，以解酷暑亦可。”

《书》曰：“夏至后，秋分前，忌食肥腻、饼臛[2]、油酥之属，此等物与酒浆瓜果极为相妨，夏月多疾以此。”

又曰：“夏勿露卧，令人皮肤成癣，或作面风。”

又曰：“夏伤暑热，秋必痎疟。忽遇大寒，当急防避。人多率受，时病由此而生。”

《参赞书》曰：“日色晒热石上凳上，不可便坐，搐热生豚疮，冷生疝气。人自大日色中热处晒回，不可用冷水洗面，损目。伏热在身，勿得饮冷水及以冷物激身，能杀人。”

《书》云：“五六月深山涧中停水，多有鱼鳖精涎在内，饮之成瘕。”

《养生论》曰：“夏日不宜大醉。清晨吃炒葱头酒一二杯，令人血气通畅。”

又曰：“风毒脚气因肾虚而得，人生命门属肾，夏月，精化为水，肾方衰绝，故不宜房色过度，以伤元气。”

《金匮要略》曰：“夏三月不可食猪心，恐死气犯我灵台耳。宜食苦荬[3]以益心。”

《千金翼方》曰：“夏三月丙丁日，戒夫妇容止。”

《养生论》曰：“夏月宜用五枝汤洗浴，浴讫，以香粉傅身，能驱瘴毒，疏风气，滋血脉，且免汗湿阴处，使皮肤燥痒。”

五枝汤方 桑枝、槐枝、桃枝、柳枝各一握，麻叶半斤，煎汤一桶，去渣，温洗，一日一次。

傅身香粉方 用粟米作粉一斤，无粟米，以葛粉代之。加青木香、麻黄根、香附子炒、甘松、藿香、零陵香。

以上各二两，捣罗为末，和粉拌匀，作稀绢袋盛之，浴后扑身。

注

①痎疟：痎，音jiē。痎疟，疟疾的通称。
②臛：音huò，肉羹。
③苦荬：荬，音mǎi，即苣荬菜。菊科，多年生草本。

夏三月合用药方

豆蔻散 治夏月多冷气发动，胸膈气滞，噎塞，脾胃不和，不思饮食。

草豆蔻四两，同生姜四两炒香黄为度，去姜用 大麦芽十两，炒黄 神曲四两，炒黄 甘草四两，炙 干姜一两，炮

上为末，每服一钱，如点茶吃，不计时服。

苁蓉丸 平补下元，明目，妙甚。

苁蓉四两，酒洗去心内白汁 巴戟二两 菊花二两 枸杞二两

上炼蜜为丸，桐子大。每服二十丸，盐汤下。

诃子散 治脾胃忽生冷气，腹胀满疼闷，泄泻

不止。

诃子皮五个　大腹五个，去外皮　甘草五钱，炙　白术五钱　草豆蔻十四个，面包炒黄，去面用　人参五钱

上为末，每服二钱，水一盏，入枣二个、生姜一小片，同煎至六分，温服。

棱术散　夏日因食冷物，气积膈滞，或心腹疼痛等症，宜常服之。

用京三棱三两，湿纸裹煨热透，另捣　莪术二两，同上制　乌药三两，去皮　甘草三两，炙　陈皮二两，用厚朴亦可

上为末，每服一钱，盐汤调下，不拘时服。

四顺丸　老人百疾。

神曲四两，入生姜二两去皮，一处杵作饼子，焙干　甘草一两，炙黄　草豆蔻一两五钱，先炮熟，去皮细锉用　大麦芽二两，炒黄

上为末，盐汤服一钱。

橘红散　夏月消食和气。

广陈皮用一斤，汤浸洗五七次，布包压干，又用生姜半斤，取自然汁，将皮拌匀一宿，焙干，称一斤　肉豆蔻一两　甘草二两

上将甘草同白盐三四两同炒，候盐红色、草赤色为度，共橘皮为末。用茶点服，一钱一次。

太上肘后玉经八方

☴ 巽卦东南　龟台王母四童散方

辰砂四两，本方原用伏火丹砂六两，一时难得，且未当轻用　胡麻四两，净，九蒸九曝，炒微黄　天门冬四两，去心　茯苓六两　白术四两　黄精六两　桃仁四两，去皮

上七味，合为末，炼蜜为丸，捣万余下。夏月丸服，余月散服。如桐子大，每二十丸。能服八年，颜如婴童，肌如凝脂。

☲ 离卦正南　彭君麋角粉方

每用麋角注曰：麋，鹿之大者，角丫叉不齐，白如象牙，出水泽中，非山兽也。大者二十斤一付，生海边　取用一两，具解为寸段，去心中黑血色恶物，用米泔浸之，夏三日冬十日一换。泔浸约一月以上，似欲软即取出。入甑中蒸之，覆以桑白皮，候烂如蒸芋，晒干，粉之。入伏火硫黄一两，以酒调三钱一服。此方彭祖服之，得寿成仙。有人于鹄鸣山石洞中得石刻方，与此同也。

四月事宜

《孝经纬》曰："谷雨后十五日，斗指巽，为立夏。物至此时，皆假大也。后十五日，斗指己，为小满。小满者，言物长于此，小得盈满也。律名中吕。"《白虎通》曰："中吕何言？阳气极将[①]，彼故复中难之也。"《晋志》曰："吕者，助也，阴助成阳之功也。四月建巳，巳者，起也，物至于此，毕尽而起也。"《西京杂记》曰："阳德用事，和气皆阳，为正阳之月。"又曰："阳虽用事，而阳不独存，纯阳凝于无阴，亦谓之曰阴月。"《文选》称为除月，又曰首夏，维夏。

"是月，每清晨吃葱头酒一二杯，令血气通畅。"

"收书，于未梅雨时，开阁厨晾燥，随即闭门，内放七里香花或樟脑，不生蠹鱼。"

"收画，未梅雨前，逐幅抹去蒸痕，日中晒晾令燥，紧卷入匣，以厚纸糊匣口四围，梅后方开。匣须杉木桫木[②]为之，内不用纸糊，并油漆，以避霉气。"

避蚊方：用鳗鱼晒干，于室中烧之，可少解其横。

"是月伐木不蛀。"

《月令纂》曰："是月于鱼池中纳一神守，则鱼不走。养鲤善飞，尤为紧要。"神守，即今之团鱼也。

《冯氏口读》曰："戎衣同花椒卷收，或芫花末糁之，则不蛀。一用出缸蓝布包之亦妙。风领暖耳，包藏瓮中，密封瓮口，毛决不脱。"

《月录》曰："洗葛衣，用梅叶揉碎洗之，经夏不脆。忌用木盆，否则黑，以磁器[③]洗之。"

《内景经》曰："是月食莼菜[④]鲫鱼作羹，开胃。"

《灵宝经》曰："是月八日，宜修启寿斋。"

"是月初二、十六、十八、十九日，拔白生黑。"

《云笈七签》曰："木瓜善治转筋，病者不必服此，但口呼木瓜二字，其病即瘥。"

《月令纂》曰："是月初四日、七日、八日、九日，取枸杞煎汤沐浴，令人不老，肌肤光泽。"

《云笈七签》曰："是月望后，宜食桑椹酒，治风热之疾。亦可造膏，用桑椹取汁三斗，白蜜四两，酥油一两，生姜汁二两，以罐先盛椹汁，重汤煮汁到三升，方入蜜、酥、姜汁，再加盐三钱，又煮如膏，磁器收贮。每服一小杯，酒服。大治百种风疾。"

《千金月令》曰："四月节内，宜服暖，宜食羊肾粥。其法，先以菟丝子一两，研煮取汁一两，滤净，和面切煮。将羊肾一具切条，葱炒作臛食之，补肾，疗眼暗赤肿。"

"此月宜晚卧早起，感受天地之精气，令人寿长。"

《月令》曰："四月十五日，取浮萍一两，麻黄去根，桂心、附子炮去脐皮，各五钱，捣为末。每用一两药末，入生姜二片，葱头二个，煎至八分，热服，盖暖取汗，治时行热病。"

①极将：《白虎通》作"将极"。
②桫木：桫，音suō，沙棠，木名，木质耐潮湿。
③磁器：瓷器。磁，即瓷。下皆同。
④莼菜：莼，音chún，一种蔬菜。又称"水葵"或"凫葵"。多生湖泊河流之中，叶椭圆形，有长柄浮

在水面，茎和叶柄有黏液，可以做羹。

四月事忌

《摄生月令》曰："四月为乾，生气在卯，死气在酉，不宜用巳日时，犯月建，百事不吉。"

又曰："初九、二十五，忌裁制交易。"

《白云杂忌》曰："是月勿食雉，令人气逆。勿食鲤，能害人。"

《千金方》曰："勿令韭菜同鸡肉食，暴死者尤不可食，作内疽，生胸臆中。勿食诸物之心，勿大醉，勿食葫，伤人神，损胆气，令人喘悸，胁肋气急。勿食生蒜，伤人。更禁男女同房，忌纯阴用事。葫即葫荽也"

《云笈七签》曰："是月八日，不宜远行。宜清心斋沐，必得福庆。"

又曰："是月忌暴怒伤心，秋必为疟。自夏至至九月，忌食隔宿肉菜之物，忌用宿水洗面漱口。"

孙真人曰："是月初五日，忌见一切生血，勿食生菜。初八日、十六日，忌嗜欲，犯之夭寿。"

《杨公忌》曰："是月初七日不宜问疾。"

四月修养法

孟夏之月，天地始交，万物并秀，宜夜卧早起，

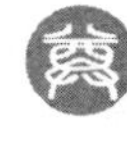

以受清明之气。勿大怒大泄。夏者，火也，位南方，其声呼，其液汗，故怒与泄为伤元气也。卦值乾，乾者，健也，阳之性，天之象也。君子以自强不息。生气在卯，坐卧行动，宜向正东方。

孙真人曰："是月肝脏已病，心脏渐壮，宜增酸减苦，以补肾助肝，调养胃气。勿受西北二方暴风，勿接阴以壮肾水，当静养以息心火。勿与淫接，以宁其神，以自强不息，天地化生之机。"

《月令》曰："君子斋戒，处必掩身，毋躁，止声色，毋进御①，薄滋味，毋违和，节嗜欲，定心气。"

《内丹秘要》曰："姤月②为一阴始生之月也。阴气方生，喻身中阴符起缩之地。灵丹养成入口中，当驯致其道，遂归丹田，不可慌忙急速。"

《保生心鉴》曰："五月属火，午火大旺，则金气受伤。古人于是时独宿，淡味，兢兢业业，保养生脏，正嫌火之旺耳。"

《灵剑子》导引法

补心脏坐功之法有二：一势，正坐斜身，用力偏敌如排山势，极力为之，能去腰脊风冷，宣通五脏六腑，散脚气，补心益气。左右以此一势行之。二势，以一手按胜，一手向上，极力如托石，闭气行之，左右同行。去两胁间风毒，治心脏，通和血脉。

注

①进御：受重用，任用。

②姤月：姤，音gòu，指五月。

陈希夷孟夏二气导引坐功图势

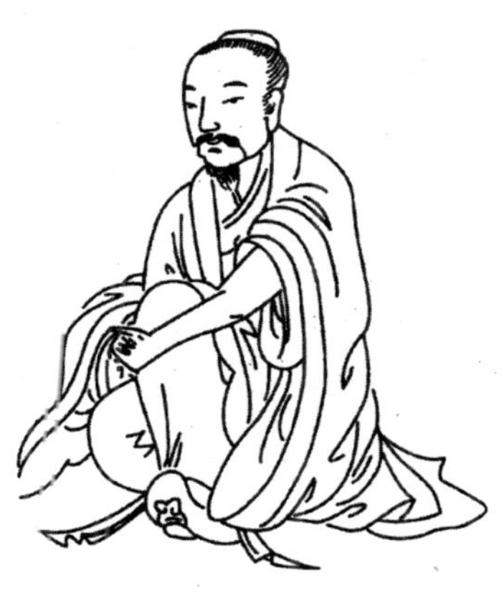

立夏四月节坐功图

运主少阴二气。

时配手厥阴心胞络风木。

坐功：每日以寅卯时闭息瞑目，反换两手抑掣两膝各五七度，叩齿，吐纳，咽液。

治病：风湿留滞，经络肿痛，臂肘挛急，腋肿，手心热，喜笑不休杂症。

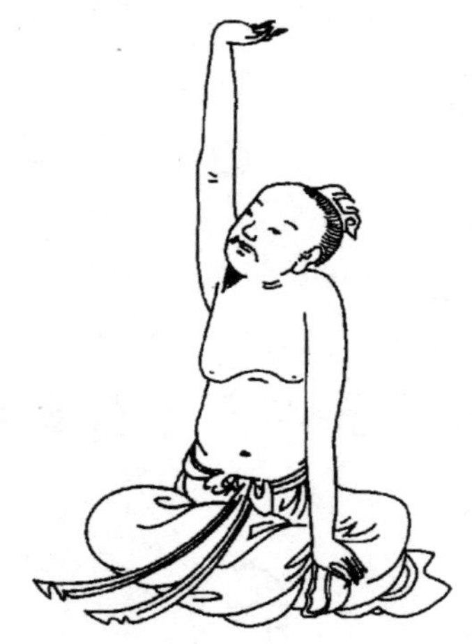

运主少阳三气。

时配手厥阴心胞络风木。

坐功：每日寅卯时正坐，一手举托，一手拄按，左右各三五度，叩齿，吐纳咽液。

治病：肺腑蕴滞邪毒，胸胁支满，心中澹澹大动，面赤鼻赤，目黄，心烦作痛，掌中热诸痛。

五月事宜

《孝经纬》曰：“小满后十五日，斗指丙，为芒种。后十五日，斗指午，为夏至。曰芒种者，言有芒之谷可播种也。夏至者，言万物于此，假大而极至也。”《白虎通》曰：“律蕤宾。蕤者，下也；宾者，敬也，言一阴始生萎靡，阳不资以为用，如宾在外，而不为内主也。”《乐志》曰：“辰为午，午者，长也，大也，言物皆长大也。”《吴子夜四时歌》曰：“是月为郁蒸，为仲暑。”东坡诗曰：“云飞龙御月。”

《玄枢经》曰：“是月天道西北行，作事出行，俱宜向西北，吉。”

《荆楚记》曰：“五日，以艾缚一人形悬于门户上以辟邪气。以五采丝系于臂上，辟兵厌鬼，且能令人不染瘟疫。口内常称游光厉鬼四字，知其名则鬼远辟。”

《云笈七签》曰：“五月并十二月晦日，正月中，常宜焚烧杀鬼丹。方：

鬼箭、蜈蚣、牛黄、野葛、雄黄、雌黄、朱砂、黎芦、鬼比目、桃仁、乌头、附子、半夏、硫黄、巴豆、犀角、鬼臼[1]、麝香、白术、苍术各等份

共二十味，为末，用茵草[2]汁为丸，否用糊汁亦可，丸如鸡子大，每焚一丸，百邪皆灭。

《道藏》灵宝辟瘟丹方 苍术一斤 降香四两 雄黄二两 朱砂二两 硫黄一两 硝石一两 柏叶八两 菖蒲根四两 丹参二两 桂皮二两 藿香二两 白芷四两 桃头四两，五月五日午时收 雄狐粪二两 蕲艾四两 商陆根二两 大黄二两 羌活二两 独活二两 雌黄一两 赤小豆二两 仙茅二两 唵叭香无亦可免

以上二十四味，按二十四气[3]，为末，米糊为丸，如弹子大，火上焚烧一丸。

太仓公避瘟丹方 太仓公乃齐之神医淳于意也

凡官舍旅馆，久无人到，积湿积邪容易侵人，制此爇[4]之，可以远此。宜于五六月，终日焚之，可以避瘟远邪。

苍术一斤　台芎八两　黄连八两　白术八两　羌活半斤　川芎四两　草乌四两　细辛四两　柴胡四两　防风四两　独活四两　甘草四两　藁本四两　白芷四两　香附子四两　当归四两　荆芥四两　天麻四两　官桂四两　甘松四两　干姜四两　三奈四两　麻黄四两　牙皂四两　芍药四两　麝香三分

上为末，煮红枣肉为丸，如弹子大。每月一丸焚烧。

①鬼臼：八角莲的别名。味苦、辛，性凉，有毒。解毒，散瘀，消肿。

②菵草：菵，音 wǎng，又作莽草，味辛，性温，有毒。祛风，解毒，杀虫。

③二十四气：二十四节气。

④爇：音 ruò，燃烧。

《千金月令》曰：“是月取浮萍阴干，和雄黄些少，烧烟去蚊。火烧枣子安床下，辟狗蚤。”

《纂要》曰：“五月五日采艾，治百病。”

《琐碎录》曰：“五日，朱砂写茶字倒贴，辟蛇蝎；写白字倒贴柱上，辟蚊虫。写仪方二字倒贴亦妙。”

又曰：“午时将灯草浸油内，望太阳咒曰：天上金鸡吃蚊子脑髓液。念七遍，吸太阳气吹于灯草上，夜点灯草，照蚊皆去。”

吕公曰：“五日午时，韭菜地上，面东不语，取蚯蚓泥藏之。即蚯蚓粪也，圆如碎珠，粒粒成块，即此物也。遇鱼骨鲠喉，用此少许擦咽喉外皮，即消。”

《广惠方》曰：“五日，取晚蚕蛾装一节竹筒内，开眼处封贮，待其干死。遇竹木刺伤者，以些少涂之，即出。更有别用，如此方可收得。”

《杂记》曰：“以青蒿草捣汁，和石灰作饼子，阴干收起，遇刀斧伤者，涂之立效，愈后无痕。又一方：采百草头，捣汁，和石灰作块子，凿大桑树上一孔，纳灰饼在内，待百日后取出，曝干为末，敷金疮，神效。”

“五月五日宜合紫金锭、保生锭子，治小儿疾。方在医书录。内府此日用雄黄研末，少加朱砂，收真蟾酥作杵，阴干。凡遇恶毒初起，以唾磨搽，微痛，立消。”

《琐碎录》曰：“五日，取鳖爪着衣领中，令人不忘。”

《千金方》曰：“五日日未出时，取东向桃枝刻作小人形，着衣领中，令人不忘。”

《养生杂忌》曰：“病目者以红绢盛榴花拭目，弃之，谓代其病。凡红物皆可。”

又云：“五日，取莴苣菜原窠或叶，置厨柜内，不生蛀虫。置毛褐衣内亦妙。”

《千金方》云："五日，取葵子微炒为末，患淋者食前温酒服一钱，立愈。"

又云："取鲤鱼枕骨烧灰，治久痢如神。"

《云笈七签》："五月一日取枸杞煎汤沐浴，令人不老不病。五日以兰汤沐浴亦可。初四初七初八日沐浴，吉。"

《玄枢经》曰："初九日沐浴，令人长命。"

高子曰："五月五日午时，修合[①]药饵者，以天罡[②]此时正塞鬼户。《斗柄诀》以月月尝加戒，五月每日戌时天罡指午，亥时指未，自未轮转。五日午时，正指艮宫[③]，为鬼户也。故用此时合药甚效，又为天中之节。

《养生论》曰："五月五日宜合截疟鬼哭丹。用上好白砒五钱，研细入铁铫内，以寒水石一两为末围定，然后以磁碗盖定，用湿纸作条封碗合缝，炭火炙铫，烟出熏纸条黄色即止。取放纸上，置泥地出火气一时，取研为细末。入冰片一分，麝香一分，共研，蒸饼为丸，桐子大，朱砂为衣。每服一丸，临发日，神前香炉上熏过，朝北，井花水吞下。忌食鱼面生冷十日，永不再发。合时不令妇女孝服人见。妇人有病，令丈夫捻入口中吞下，立效，又不吐泻，真妙剂也。"

《简易方》曰："用独蒲蒜同真飞丹捣和为丸，圆眼大，治疟。临发，用一丸，井花水面东吞服，即愈。"

《保生月录》："是月十一日，天仓开，宜入山修道。”

《简易方》曰：“疫气时行，用管仲[4]置水缸内，食水不染。十二月除夕同此。”

《本草》云：“五日取露草百种，阴干，烧为灰，以井水炼成膏，再用严醋和为饼子，腋下挟之，干即换去。五遍，能治腋下臭气，又能抽出一身中疮积毒气。挟完，即以小便洗腋下干净，最效。”

《救民方》曰：“中风牙紧，不能下药，用冰片、天南星，五日午时合起。遇病以指蘸药擦大牙，左右二三十擦，口自能开，方下别药治之。”

《长生要录》曰：“五月五日有雨，急破竹一二株，内有神水沥，和獭肝为丸，治心腹积聚。”

又曰：“是日取葛根为末，疗金疮断血，除疟。取猪牙烧灰，治小儿惊痫，并涂蛇伤。”又云：“取蝙蝠倒挂晒干，和官桂、熏陆香烧之，避蚊。”

《家塾事亲》曰：“己丑卯辰日，祀灶以猪首，吉。五月朔日，不宜出钱财。”

《万氏家抄》曰：“五日，取虾蟆[5]晒干收起，纸包红绢袋盛，疟发，早男左女右臂上挂带，勿令知之，立愈。”

《礼仪志》：“夏至浚[6]井能改水。朱索缚柳、杞、桃，结印为门户饰，可止恶气。”

“十三日，竹醉日，可移竹，易活。夏至淘井，可去瘟疫。”

“五月五日，取冢上泥并砖石一块回家，以小

瓶盛埋门外阶下，合家不患时症。”

《抱朴子》曰：“五日，朱书赤灵着心前，辟兵法瘟，去百病。此即治百病符也。”正月元日佩即此符。

赤灵符式

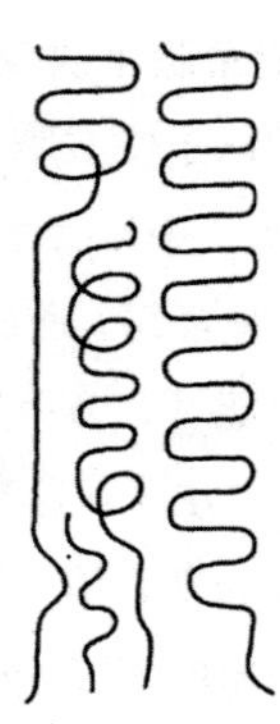

《本草》云：“五月采苋菜，加马齿苋为末，等份，产妇服之易产。”

《云笈七签》曰：“五日，不可见血物。”

《博济方》云：“五日午时，或腊月三十日，收猪心血，同黄丹、乳香相和为丸，鸡豆大，以红绢盛挂门上。如有产妇子死腹中者，令酒磨一丸，即下。”

“五月取桃仁一百个，去皮、尖，研细，入黄丹二钱，丸如桐子大，治疟。发日，面北用温酒或井花水吞下三丸即绝。”

《琐碎录》：“五日清晨，取白矾一块，自早晒至晚，收之。百虫咬伤，以些少涂之即止，又能消毒。取独蒜，不分瓣蒜也，捣烂涂面皮手脚，一年不生恶疮，及冬月不作冻疮，神验。不可多擦。”

《卫生方》云：“五日，收百草头晒干为细末，用纸包收起。临用取一撮白纸封好，用红布绢拴定，令患疟人以眼案臂，面北，男左女右系臂上股，勿令病人知为何物，极有应验。”

又曰：“五日，采蜀葵花赤、白二色，收起阴干。赤者治妇人赤带，白治白带。”

又曰：“取鸡肠草阴干，烧灰，治积年恶疮，极效。采无花果阴干，治咽喉诸疾。”

《云笈七签》曰：“五日午时，取天落水磨朱写一龙字，明年若又雨，取水磨墨写一龙字，如钱大，二字合作一小丸。妇人难产，乳香汤吞之；生出，男左女右手中握字丸即下。如次年无雨，前字无用矣。每年须写百字以济人。”

《本草图经》曰：“五月收杏去核，自朝蒸之，至午而止。以微火烘之收贮，少加糖霜可食。驻颜，故有杏金丹之说。不宜多食。”

“五日午时，饮菖蒲雄黄酒，避除百疾而禁白虫。”

《琐碎录》曰：“五日并夏至日，有患嗓臭者，于日未出时，汲井花水一盏，作三嗽，吐门阃⑦里，如此三十日，口臭永除矣。”

《吕公岁时记》曰：“夏至一阴生，宜服饵制

过硫黄，以折阴气。”

《千金方》曰：“五月二十七日宜服五味子汤。取五味子一合，捣，置小瓶中，以百滚汤入蜜少许，即封口，置火边良久乃服，生津止渴。”

“二十日采小蒜曝干，治心烦痛，解诸毒，又治小儿丹疹。”

“夏至后宜浚井改水，以去瘟病。”

“是月十六日、二十日，宜拔白。”

《洛阳记》：“午日造术羹艾酒，以花丝楼阁插鬓赠遗，造辟瘟扇。”

《文昌杂录》曰：“端午日走马，谓之藉[8]柳。”

《保生余录》曰：“五月取萤火虫二七枚，撚白发，能黑。”

《千金方》曰：“多采苍耳阴干，置大瓮中，能避恶气。若有时疫发生，即取为末，举家服之，不染。若病胀满，心闷发热，即服此。又能杀三尸九虫。”

《救民易方》曰：“五月五日、六月六日、九月九日采豨莶草，即白花菜是也，去根、花并子净，用茎叶入甑，九蒸九曝，层层洒酒与蜜水，蒸完极香。为末，蜜丸皂角子大。每服五七丸，米汤下。服至百日，去周身瘫痪风疾，口眼歪斜，涎痰壅塞，久卧不起。又能明目，白发变黑，筋力强健，效不可言。”

《万氏家抄》曰：“五日午时采鸡肠草，晒干为末、齿痛热肿者，擦之立愈。”

《千金月令》曰："五日取瓦上青苔或百草霜，入盐漱口，效。或水煮羊蹄根，或醋煮川椒，俱能治齿百疾。"

《灵宝经》曰："是月五日，可修续命斋。"

《太上净明御瘟经略》曰："天地无私，陶铸万物，本无善恶，世人自私，故生灾祸。饮食不忌，服炼不时，善既无闻，过则可述。司罚之神，得而窥测，布此毒气，一及成疾。不悟愆尤[9]，不能保护，反怨道咎师，其疾愈甚。大凡四时调养，务在得中，服药吐纳以生正气。我有神符，使其佩服，合免斯难。兼有秘咒，每日能斋而诵之，神将日夜护卫，瘟毒百神皆知其为太上弟子，畏而敬之。诵至百遍，百鬼头破脑裂而散。咒曰：唵㖿乌可切暮秖音只混嘛音马囇音吕吽音歆。

《九天高明大使神功妙济真君驱瘟遣疫消灾真符》：书符以朱书黄素，左手五雷诀，右手举笔，咒曰：洞天赤文，丹灵曜虚，驱瘟摄毒，奉命天书，金篆玉简，嵬鬼悉驱，太上有敕，元君安君，急急如太虚紫清律令敕。

《北极黑煞天丁五方杀瘟神符》：书符须澄心静虑，存自己精气神三者，上与北斗三台星合，一元真气入笔，默诵咒曰：魁魁魓魈魓魒魒[10]尊帝星君律令敕。七遍，每符一道，诵咒七遍，令病家至诚贴之。

法用天罡日制白杨木板五块，长一尺五寸，阔三寸六分，小尺，朱书后符五道于上。凡人家瘟疫传染不绝，以此安镇宅中五方，或钉壁上，病除乃烧五符。出《道藏·北极驱瘟真经》。

中方右部天丁主杀中方戊己黄瘟之鬼神符

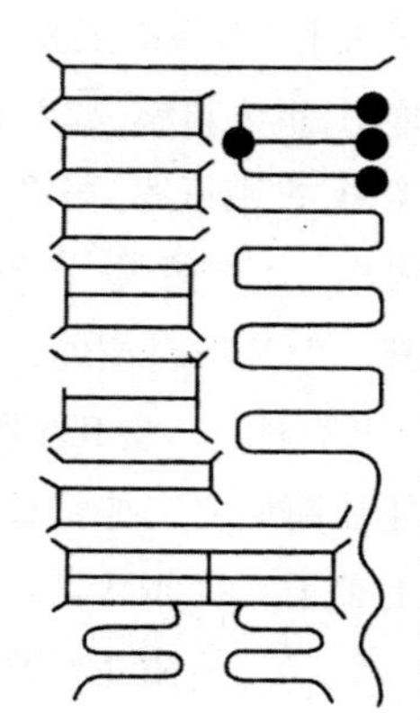

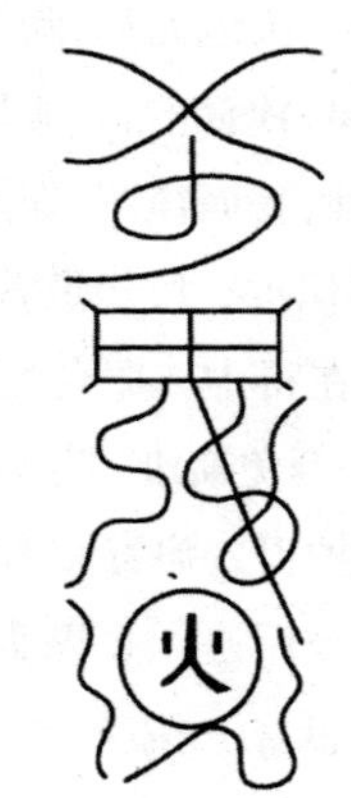

辟瘟符式

南方中部天丁主杀南方丙丁赤瘟之鬼神符

东方上部天丁主杀东方甲乙青瘟之鬼神符

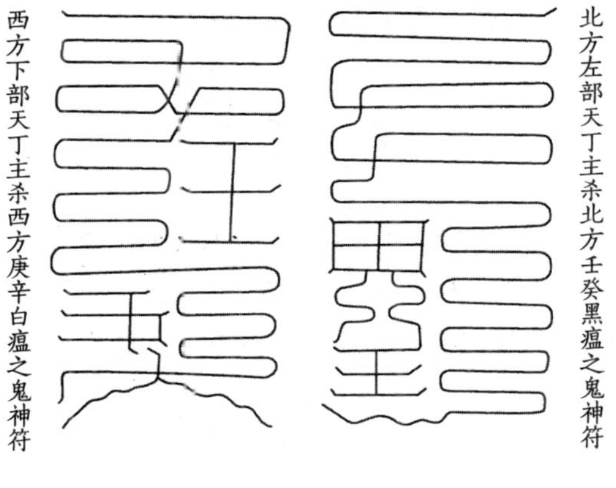

天罡日立成

正月巳日　二月子日　三月未日

四月寅日　五月酉日　六月辰日

七月亥日　八月午日　九月丑日

十月申日　十一月卯日　十二月戌日

①修合：修治和合。

②天罡：北斗星的斗柄。

③艮宫：指东北方位。

④管仲：即贯众。

⑤虾蟆：即蛤蟆。

⑥浚：音jùn，疏通，挖深。

⑦阃：音kǔn，门槛。

⑧藉：践踏。

⑨愆尤：过失。

⑩魁（kuí）魡（zhuó）䰉（huān）䰢（xìng）魓（bì）

魁（fǔ）魒（piāo）：北斗七星名。

五月事忌

“五月用事，不宜用午，犯月建，百事不吉。”

“十五、二十五日，忌裁衣交易。”

《经》曰：“五月初五、初六、初七、十五、十六、十七、二十五、二十六、二十七日为之九毒，戒夫妇容止。勿居湿地，以招邪气。勿露卧星月之下。”

《问礼俗》云：“五月俗称恶月。”按《月令》仲夏阴阳交，生死之分，君子节嗜欲，勿任声色。

《金匮要略》云：“勿食韭菜，令人乏力，损目。勿食生菜。”

《酉阳杂俎》曰：“五月蜕精神，不可上屋，令人魂魄不安。”

《太平御览》：“《异苑》曰：五月勿晒床荐席。”

《月令图经》：“勿食浓肥，勿食煮饼。可食温暖之物。”

《千金方》云：“勿食獐鹿马各兽肉，伤人神气。”

《本草》云：“勿食山泽中水，勿食未成核果，勿食蛇鳝，勿食羊蹄。”

《保生心鉴》：“是月勿下枯井及深阱中，多毒气。先以鸡毛探之，若毛下旋舞者，即是有毒，不可下也。”

《济世方》曰：“五月不可多食茄子，损人动气。

茄属土耳。”

《岁时记》曰：“勿食菘菜[1]，发皮肤风痒。”

《保生月录》曰：“茉莉花勿置床头，引蜈蚣，当忌。李子不可与蜜、雀肉同食，损五脏。”

《千金方》曰：“小儿不可弄槿花，惹病痁[2]。槿为疟子花。五月勿食鲤，多发风。勿食其脑。鲤鲊不可同小豆藿、官桂、猪肝同食，损人。”

《类摘良忌》云：“江鱼即黄鱼也，不可同荞麦食，令人失音。枇杷不可同炙肉热面同食，令人患热发黄。桃子不可与鳖同食。”

《便民图纂》曰：“甜瓜沉水者杀人，多食，阴下作痒生疮。患脚气，食之永不愈。双蒂者杀人，且此物不可与油饼同食。”

①菘菜：菘，音sōng，即白菜。

②痁：音shān，疟疾。

五月修养法

仲夏之月，万物以成，天地化生，勿以极热，勿大汗，勿曝露星宿，皆成恶疾。忌冒西北之风，邪气犯人。勿杀生命。是月，肝脏已病，神气不行，火气渐壮，水力衰弱，宜补肾助肺，调理胃气，以顺其时。卦值姤，姤者，遇也，以阴遇阳，以柔遇刚之象也。生气在辰，宜坐卧向东南方。

孙真人曰:“是月肝脏气休,心正旺,宜减酸增苦,益肝补肾，固密精气。卧早起早，慎发泄，五日尤宜斋戒静养，以顺天时。”

《保生心鉴》曰：“午火旺则金衰，于时当独宿，淡滋味，保养生脏。”

《养生纂》曰：“此时静养毋躁，止声色，毋违天和，毋幸遇，节嗜欲，定心气。可居高明，可远眺望，可入山林，以避炎暑，可坐台榭空敞之处。”

《灵剑子》导引法

常以两手合掌，向前筑去，臂腕如此七次，淘心脏风劳，散关节滞气。

陈希夷仲夏二气导引坐功图势

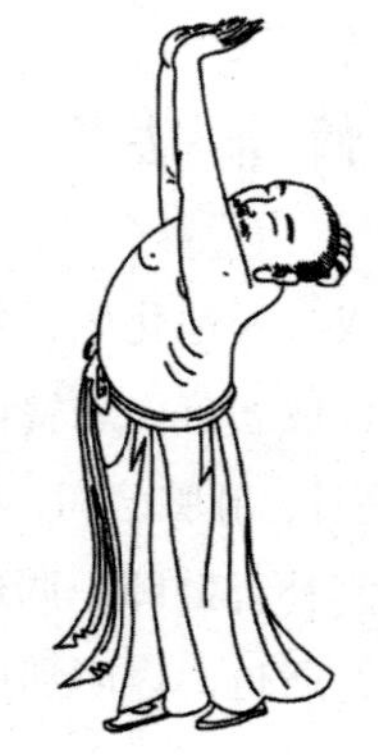

芒种五月节坐功图

运主少阳三气。

时配手少阴心君火。

坐功：每日寅卯时，正立仰身，两手上托，左右力举各五七度，定息叩齿，吐纳咽液。

治病：腰肾蕴积虚劳，嗌干心痛欲饮，目黄胁痛，消渴善笑，善惊善忘，上咳，吐下，气泄，身热而脘痛，心悲，头项痛，面赤。

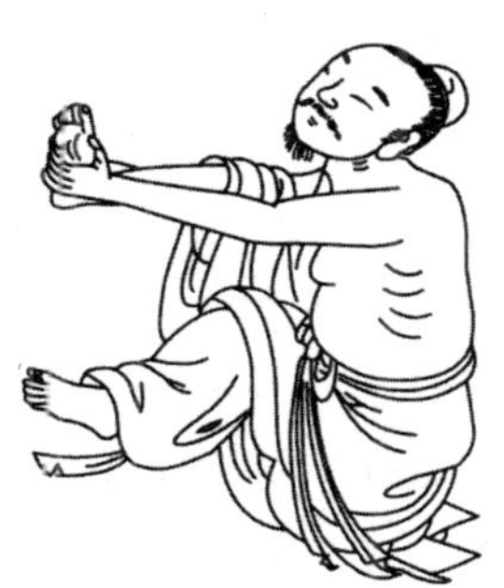

夏至五月中坐功图

运主少阳三气。

时配少阴心君火。

坐功：每日寅卯时跪坐，伸手义指屈指，脚换踏左右各五七次，叩齿，内清吐浊咽液。

治病：风湿积滞，腕膝痛，臑臂痛，后廉痛厥，掌中热痛，两肾内痛，腰背痛，身体重。

六月事宜

《孝经纬》曰："夏至后十五日，斗指午，为小暑。后十五日斗指未，为大暑。小大者，就极热之中分为大小，初后为小，望后为大也。律林钟，林者，众也，万物成熟，种类众多。"《乐志》曰："月辰为未，未者，味也，万物向成，咸有味也。"《要纂》曰："六月为徂暑[①]。"

《玄枢》曰："是月天道东行，作事出行俱宜向东，吉。"

"其月遇土旺，戊日祭中霤之神[②]。"

是月宜饮乌梅酱、木瓜酱、梅酱、豆蔻汤以祛渴。方俱见前。

三伏日宜服肾沥汤。治男子虚羸、五劳七伤、风湿脏虚、耳聋目暗。方：

干地黄六分　黄芪六分　茯苓六分　五味子四分　羚羊角四分　桑螵蛸三两，炙　地骨皮一两　桂心一两　门冬五分，去心

磁石一钱三分打碎，水洗，令黑汁出尽为止。羊肾二个，猪肾亦可，去脂膜，切如柳叶，以水四升，先煮去水升半，即掠去水上肥沫及肾滓，取汁煎诸药澄清去滓，分为三服。三伏日各服一料，随人加减亦可。忌食大蒜、生葱、冷陈滑物。空心平旦服之。

《养生杂纂》曰："老人气弱，当夏之时，纳阴在内，以阴弱之腹，当肥冷之物，则多成泄泻，一伤真气，卒难补复。不宜燥热补药，惟用平补温和之剂，如八味丸之类，以助元气。"

《云笈七签》曰："六月六日，沐浴斋戒，绝其营俗。"

《关西旧俗志》曰："六月六日，取水收起，净瓮盛之，一年不臭。用以作醋酱腌物，一年不坏。"

《真诰》曰："十九日、廿四日拔白，永不生。"又云："初三、初四、十八、廿八日拔白亦可。"

《四时纂要》曰："是月初一、初七、初八、二十一日沐浴，去疾禳灾。"

《七签》曰："是月二十七日，取枸杞煎汤沐浴，至老不病。"

《荆楚记》："六月伏日，宜作汤饼食之，名为辟恶。"

旧俗曰："造酱用三伏黄道日浸豆，黄道日拌黄，用草乌五七个，切作四片，撒上，其蛆尽死。"

《农桑撮要》曰："是月剩饭，用苋菜盖之，过夜不馊。"

《山居四要》曰："养鱼池中，是月宜纳二神守以护鱼。"

"治水泻百病，用乌蔺子六月六日同面炒黄，等份为末，米饮调服二钱。"

《琐碎录》曰："宜食苦荬，以益心气。"

《家塾事亲》曰："西瓜性温，熟者可食，解暑，名白虎汤。"

《千金月令》云："是月可食乌梅酱止汤。方用乌梅捣烂，加蜜适中，调汤微煮饮之。水泻渴者，以梅加砂糖、姜米饮之，不渴。"

《便民图纂》曰："六月六日，用井花水，以白盐淘于水中作卤，新锅仍煎作白盐，以此盐擦牙毕，以水吐手心内洗眼，虽老犹能灯下读书。"

《抱朴子·养生书》云："三伏内用甘草一钱，好明白滑石六钱，为末，和水饮之，名六一散，令人免中暑泄泻。"

三伏内服十味香薷饮方：

香薷数年陈者，一两　人参　陈皮　白术炒　白扁豆炒　茯苓　黄芪　木瓜　厚朴姜汁浸　甘草

各五钱

共为饮片，水煎停冷服之。或为细末，水调一二钱服。

三伏时，用门冬、五味子、人参泡汤代茶，谓之参麦散。消渴生津。

《济世仁术》曰："六月极热，可用扇急扇手心，则五体俱凉。"

《抱朴子》曰："三伏中，用黄芪、茯苓煎膏，入甘草末二分，以井凉水调服。治谵狂，大消暑热毒气。"

又方：木瓜酱，用木瓜十两，去皮细切，以汤淋浸，加姜片一两，甘草二两，紫苏十两，盐一两。每用些少泡汤，沉之井中，候极冷饮之。

又方：梅酱吃水方，用黄熟梅十斤，蒸烂去核，将肉秤有几斤，每斤加盐三钱，加紫苏干者一两，干姜丝二钱，甘草三钱，搅匀，日中大晒，待红黑色收起。用时，加白豆仁、檀香些少，饴糖调匀，和水服，最解暑渴。

又，桂酱、沉香熟水，俱载《饮食笺》内。

《灵宝经》曰："六月六日，宜修清暑斋。"

①徂暑：徂，音 cú，盛夏。
②中霤之神：土神。

六月事忌

《月令》曰："六月选用日时，不宜用未，犯月建，百事不利。初一日，忌经营。初十、二十日，忌交易裁衣。"

《仙志戒》曰："六月六日，忌取土开掘。"

《四时纂要》曰："三伏日不可嫁娶，伤夫妇，不吉。"

《云笈七签》曰："六月二十四日，忌远行，水陆俱不可往。"

《四时纂》曰："是月勿饮山涧泽水，令人患瘕。"

《千金方》曰："勿食韭，令人目昏。勿食羊肉，伤人神气。勿食野鸭鹜鸟[①]，勿食雁，勿食茱萸，勿食脾。乃是季月，土旺在脾故也，俱宜戒之。"

《云笈七签》曰："六月勿食羊血，伤人神魂，少志健忌。勿食生葵，必成水瘕，且为犬啮，终身不瘥。"

《琐碎录》曰："暑月不可露卧，勿沐浴当风，慎贼邪之气侵人。"

又曰："其月无冰，不可以凉水阴冷作冰饮。水热生涎者勿饮，能杀人。"

《玄枢经》："是月勿斩伐草木，勿动土，勿举大事，以摇养气。"

《养生仁术》曰："勿专用冷水浸手足，防引起狂邪之风犯之，令人疯病，体重气短，四肢无力。"

《食治通说》："夏月不宜饮冷，何能全断？但勿宜过食冷水与生硬果、油腻、甜食，恐不消化，亦不宜多饮汤水。人能自慎，省食煎炒、咸腊、炙煿之物，自然津液常满，何必戒饮。"

《便民纂》曰："途中一时中暑身死者，不可用冷水灌沃，急就道上取热土，填于死者脐上成堆，中间拨开作一孔，令人撒尿浇入脐孔。次用生姜、大蒜捣烂，热汤送下，即活。"

《琐碎录》曰："暑月瓮坛大日晒热，不可即取盛装饮食，恐收暑气。"

《杨公忌》曰："初三日，不宜问疾。"

①鹜鸟：家鸭。

六月修养法

季夏之月，发生重浊，主养四时，万物生荣，增咸减甘，以滋肾脏。是月肾脏气微，脾脏独旺，宜减肥浓之物，益固筋骨。卦值遁，遁者，避也，二阴浸长，阳当避也，君子庄矜自守。生气在巳，坐卧宜向南方。

孙真人曰："是月肝气微弱，脾旺，宜节约饮食，远声色。此时阴气内伏，暑毒外蒸，纵意当风，任性食冷，故人多暴泄之患。切须饮食温软，不令太饱，时饮粟米温汤、豆蔻熟水最好。”

《内月秘诀》曰：“建未之月，二阴之卦，是阴气渐长，喻身中阴符，离去午位，收敛而下降也。”

《灵剑子》导引法

端身正坐，舒手指，直上反拘。三举，前屈，前后同行。至六月半后用之。去腰脊脚膝痹风，散膀胱邪热。

陈希夷季夏二气导引坐功图势

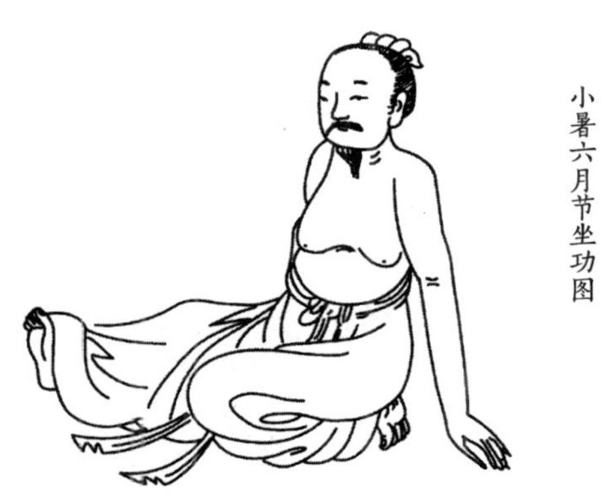

运主少阳三气。

时配手太阴脾湿土。

坐功：每日丑寅时，两手踞地，屈压一足，直伸一足，用力掣三五度，叩齿，吐纳咽液。

治病：腿膝腰脾风湿，肺胀满，嗌干，喘咳，缺盆中痛，善嚏，脐右小腹胀引腹痛，手挛急，身体重，半身不遂偏风，健忘，哮喘，脱肛，腕无力，喜怒无常。

大暑六月中坐功图

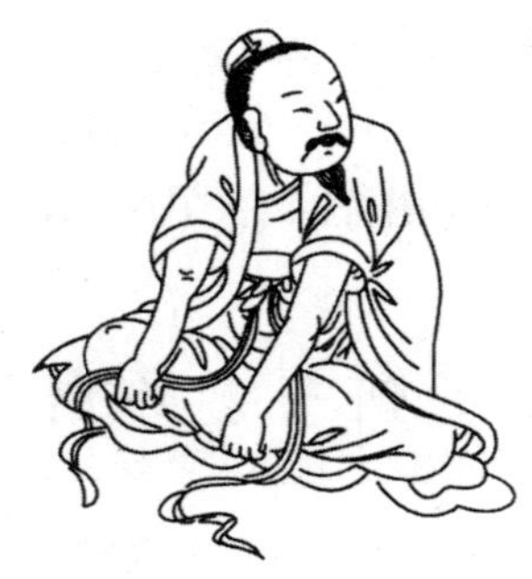

运主太阴四气。

时配手太阴肺湿土。

坐功：每日丑寅时，双拳踞地，返首向肩引作虎视，左右各三五度，叩齿，吐纳咽液。

治病：头项胸背风毒，咳嗽上气，喘渴烦心，胸膈满，臑臂痛，掌中热，脐上或肩背痛，风寒汗出，中风，小便数欠，淹泄，皮肤痛及麻，悲愁欲哭，洒淅寒热。

脾神图

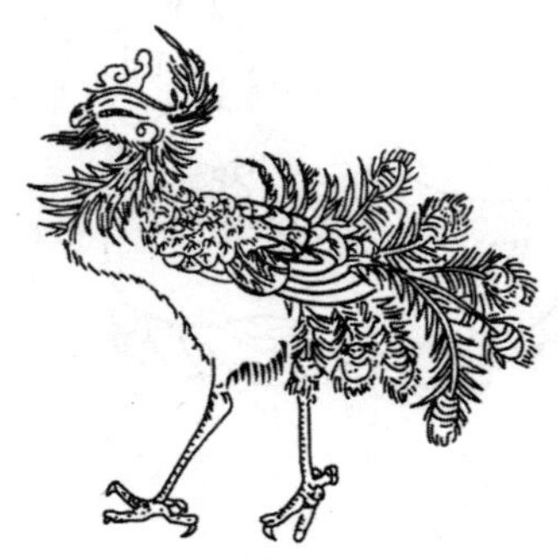

经曰脾旺于卯季附心下故图列于夏后

神名常在，字魂庭。脾之状如神凤，主藏魂，象如覆盆，色如缟映黄。正掩脐上近前，横覆于胃。脉出于隐白。

隐白，左足大指端侧去甲角如韭叶。

脾脏四季旺论

脾脏属中央土，旺于四季，为黄帝，神肖凤形，坤之气，土之精也。脾者，裨也，裨助胃气。居心下三寸，重一斤二两，阔三寸，长五寸。脾为心子，为肺母，外通眉阙，能制谋意辩，皆脾也。口为之宫，其神多嫉。脾无定形，主土阴也。妒亦无准，妇人多妒，乃受阴气也。食熟软热物，全身之道也。故脾为五脏之枢，开窍于口，在形为颊，脾脉出于隐白，脾乃肉之本意处也。谷气入于脾，于液为涎，肾邪入脾则多涎。六腑，胃为脾之腑，合为五谷之腑也。口为脾之官，气通则口知五味，脾病则口不知味。脾合于肉，其荣唇也，肌肉消瘦者，脾先死也。为中央，为季夏，日为戊己，辰为丑辰未戌，为土。其声宫，其色黄，其味甘，其嗅香，心邪入脾则恶香也。脾之外应中岳，上通镇星[①]之精。季夏并四季各十八日，存镇星黄气入脾中，连于胃上，以安脾神。脾为消谷之腑，如转磨然，化其生而入于熟也。脾不转则食不消也，则为食患。所以脾神好乐，乐能使脾动荡也。故诸脏不调则伤脾，脾脏不调则伤质，质神俱伤，则人之病速也。人当慎食硬物，老人尤甚。不欲食者，脾中有不化食也。贪食者，脾实也；无宿食而不喜食者，脾虚也；多惑者，脾不安也，色憔悴者，脾受伤也；好食甜者，脾不足也；肌肉鲜白滑腻者，是脾无病征也。肺邪入脾则多歌，故脾有疾当用呼，呼以抽其脾之疾也。中热亦宜呼以出之。当四季月后十八日，少思屏虑，屈己济人，不为利争，不为阴贼，不与物竞，不以自强，恬和清虚，顺坤之德而后全其生也。逆之则脾肾受邪，土木相克，则病矣。

注

①镇星：即土星。

修养脾脏法

当以夏季之月朔旦，并三季后十八日，正坐中宫，禁气五息，鸣天鼓二十四通，注曰：鸣天鼓者，以两手抱脑后，用中食二指起复互换，各二十四下。吸坤宫黄气[①]入口，十二吞之，以补呼之损也。

注

①坤宫黄气：指中央生气。

相脾脏病法

脾热者，鼻赤黄而肉臑；脾虚，则腹胀鸣，成溏痢，食不消化。脾风，则多汗恶风，体上游风习习[①]，四肢无力，举动懈怠，不思饮食，足不能行，脚下胀痛。脾恶湿，食苦以燥之。又云：脾病欲缓，食甜以补之，苦以泻之。脾病，当脐下有动气，按之牢若痛，苦逆气，小肠急痛下泄，足重胫寒，两胁胀满，时作呕吐，气满充心，四肢浮肿，宜服诃黎勒丸。

干地黄一钱　牡丹皮一钱　薯蓣八分　泽泻八分　茯苓八分　川芎八分　山茱萸九分　干姜三分　诃黎勒皮七分　荜茇三分

上为末，炼蜜为丸，如桐子大。空心，地黄汤下二十丸。

注

①习习：形容体表麻痒若游风流行的样子。

六气治脾法

治脾脏吐纳用呼法，以鼻渐引长气以呼之。病脾大呼三十遍，细呼十遍。呼时须撮口出之，不可开口。能去冷气、壮热、霍乱，宿食不化，偏风麻痹，腹肉结块。数数呼之，相次勿绝，疾退即止，过度则损。损则吸以补之，法具前。

脾脏四季食忌

六月勿食吴茱萸，令人患赤白痢。四季勿食脾、肝、羊血。脾病，宜食米、枣、葵，禁酸味。

脾脏导引法六月行之

可大坐，伸一脚，以两手向前反掣三五度。又跪坐，以两手据地回视，用力作虎视，各三五度，能去脾家积聚风邪毒气，又能消食。

夏时逸事

洗笔池　三吴长洲葑溪孔里有洗笔池，是宣圣南游遗迹，池中水尚黑，内种白荷。每年池中间黑荷一朵，是圣迹之奇也。至今在潇洒张郎旧居园中。据弦雪居本补入。

入水避暑　葛仙翁每大醉，夏炎热，入深水底，八日乃出，以能伏气故耳。

河朔夏饮　袁绍在河朔，至夏大饮，以避一时之暑，号为河朔饮。

高卧北窗　陶潜于夏日，高卧北窗之下，清风飒至，自谓羲皇上人。

避暑凉棚　长安人每至暑月，以锦结为凉棚，设坐具为避暑会。

造百索粽　唐岁时节物，五月有百索粽。

捕蝇虎蟾蜍佩　五月五日，捕蝇虎杵拌豆，豆自踊跃，可以击蝇。取万岁蟾蜍，头有角，目赤，颔下有丹书八字者，五月五日收之，阴干佩带，可以避五兵。

九子粽　粽名极多，有九子粽，王沂公诗云“争传九子粽”，章简公诗云“九子黏蒲玉粽香”是也。

射粉团　唐时，都中端午日造粉团角黍入盘中，以小弓架矢射之，中者取饮。

菖蒲酒　端午日，以菖蒲生山涧中一寸九节者，或屑或切以浸酒。章诗云：“菖华泛酒尧樽绿。”

五彩线　三月，以五色线系臂，名曰续命缕，又曰长命缕，可以辟除不祥、五兵、五鬼。

蒲人艾虎　端午日，以菖蒲根刻作小人或葫芦形，佩以辟邪，王诗“旋刻菖蒲要避邪”。五日，以艾为小虎，或剪彩为小虎，贴以艾叶，内人争相戴之。故章诗云：“玉燕钗头艾虎轻。”

斗草浴兰　五日踏百草，又作斗百草之戏，章诗云：“今朝斗草得宜男①。”五日蓄兰以为浴，《楚骚》曰：“浴兰汤兮沐芳华。”章诗云：“兰芽翠釜汤。”

凫车　南方竞渡，使舟轻利，谓之飞凫，又曰水车，章诗：“瑶津亭下竞凫车。”古诗云：“兰汤备浴传荆俗，水马浮江吊屈魂。”

伏闭不出　《汉官仪》曰：“伏日万鬼行，故尽日闭户，不涉他事。”

暑饮碧筒　袁绍与刘松，三伏时尽日饮酒，以避一时之暑。魏郑公暑饮，取大荷叶，以指甲去叶心，令与大柄通，屈茎轮菌如象鼻，传席间噏之，名碧筒酒。

琢冰山　杨氏子弟，每以三伏琢冰为山，置于

宴席左右，酒酣各有寒色。

分龙节 池[②]俗，以五月二十九日、三十日为分龙节，雨则多水。闽人以夏至后分为龙雨，各有方。杭俗以五月二十日为分龙。

樱笋厨 《岁时记》以四月十五日后，通谓之樱笋厨。陈诗云：“春事无多樱笋来。”

临水宴 李少师与客饮宴，暑月临水，以荷为杯满酌，不尽则重饮，无日不大欢。

霹雳酒 《醉乡》云：“暑月大雷霆时，收雨水淘米酿酒，名霹雳酒。”

寒筵冰 《酉阳编》云：“盛夏取大水晶如拳块，置釜中，新汲水煮千沸，以小口大肚瓶盛汤，以油绵密封其口，勿令泄气。复以重汤煮瓶千沸，急沉井底，平旦出之，破瓶，冰已结矣。”

壬癸席 《河东备录》云：“取猪毛刷净，命工织以为席，滑而且凉，号曰壬癸席。”

澄水帛 同昌公主一日大会，暑热特甚，命取澄水帛，以水蘸之，挂于堂中，满坐皆思挟纩[③]。长八九尺，细明可鉴，中有龙涎，故能消暑。

冰丝裀[④]

唐有老人，遇老妪持旧裀，以半千售之。有波斯国人见之，曰：“此是冰蚕所织，暑月置之坐旁，满坐皆凉。”酬以千万。

招凉辟暑 《拾遗记》曰：“黑蚌千年生珠，盛暑握之生凉，名招凉珠，可以避暑。”唐延学士讲《易》，赐辟暑犀，章诗云：“已持犀辟暑，更有草迎凉。”《酉阳编》曰：“迎凉草碧色，而干似苦竹，叶细如杉，虽若干枯，未尝凋落，盛暑挂之门户，其凉风自至。”

白龙皮 《剧谈》：“李德裕夏日邀同列饮，延入小室，开樽如坐高秋，出则火云烈日。询其私信，云：‘此日以金盆水渍白龙皮，置坐右，皮自新罗僧得于海中者。’”

溜激凉风 《唐书》：“拂菻[⑤]之国盛暑，乃引水潜流，上通屋宇，机制巧密，惟闻屋上泉鸣，俄见四檐飞溜，悬波如瀑布，激气生凉。”

七井生凉 霍仙别墅，一室之中开七井，皆以镂雕之盘覆之。夏月坐其上，七井生凉，不知暑气。

按辔木阴 姚崇暑月衫絺[⑥]，乘小驷，按辔木阴，顿忘烦溽。

读随树阴 魏伯起夏日坐板床，随逐树阴，讽读累年，床为之锐。

浮瓜沉李 魏文帝与吴质书云：“浮甘瓜于清泉，沉朱李于寒水。”杜诗云：“翠瓜碧李沉玉瓮。”

踏草竞渡 《岁时记》：“五日，士人踏百草，作斗草之戏，以拯屈三闾[⑦]之溺。”

辟兵续命 五月五日，集五采缯，谓之辟兵；合五色丝系之臂，谓之续命。

劳酒荐瓜 《汉书》：“田家伏腊，烹羊炮酒以自劳。”《月令》：“初伏，荐麦瓜于祖祢[⑧]。”

环炉交扇 《新论》：“王仲都夏日环炉火，不言热而身不汗。谢公暑月虽伏，当风交扇，犹沾汗流离。

啸风嗽雾 王粲《大暑赋》曰：“仰庭熠而啸风。”王度《扇铭》：“服絺嗽云雾。”

避暑感凉 魏许使刘松辈三伏之时，昼夜酣饮极醉，以为避暑饮。傅咸作《感凉赋》曰：“夏日困于炎暑，旬日不过自凉，以时之凉，作感凉会。”

寺院浴佛 四月八日为佛诞辰，诸寺院各有浴佛会，僧尼竞以小盆贮铜像，浸以糖果之水，覆以花棚，铙鼓[9]交迎，遍往邸第富室，以小杓浇灌佛身，以求施利。是日，西湖作放生会，舟楫之盛，略如春时，小舟竞卖龟鱼螺蚌，售以放生。

开煮迎新 宋时点检所，以四月开煮，每库各用匹帛书库名高品，以长竿悬之，谓之布牌。以木床、铁擎为仙佛鬼神之类，架空飞动，谓之台阁。杂剧百剧之外，又为渔父习闲，竹马出猎，效八仙故事。并命妓家女使花巾裹头，为酒家保。更有花果五熟盘架、放生、笼养等库，争为新好。库妓之琤琤[10]者，皆珠翠盛妆，销金红背，绣鞯宝勒，乘以骏骑，各有皂衣黄号私身数对，开导前行，后执罗扇衣笈。浮浪闲客，随逐其后。少年狎客，簇盘饤[11]，持杯争劝。马首金钱彩缎，沾及舆从。都人习以为常，不以为怪。所经之地，高楼远阁，绣幕如云，累足骈肩，真所谓万人海也。

注

①宜男：萱草的别名。
②池：指池州，即今安徽省贵池县。
③纩：音kuàng，新棉絮。
④裀：音yīn，垫子，褥子。
⑤拂菻：菻，音lǐn。古时指东罗马帝国。
⑥袗絺：葛布单衣。袗（zhěn），单衣。絺（chī），细葛布。
⑦屈三闾：指屈原。
⑧祖祢：祢，音mí。宗庙。
⑨铙鼓：铙，音náo。一种乐器。
⑩琤琤：通"铮铮"，有声名叫铮铮。
⑪盘饤：饤，音dìng。以果饵堆放盘中作供饰。

高子夏时幽赏十二条

苏堤看新绿　三月中旬，堤上桃柳新叶，黯黯成阴，浅翠娇青，笼烟惹湿。一望上下，碧云蔽空，寂寂撩人，绿侵衣袂。落花在地，步蹀[①]残红，恍入香霞堆里，不知身外更有人世。知己清欢，持觞觅句，逢桥席赏，移时而前，如诗不成，罚以金谷酒数[②]。

东郊玩蚕山　初成蚕箔，白茧团团，玉砌银铺，高下丛簇，丝联蓓蕾，俨对雪峤[③]生寒，冰山耀日。时见田翁称庆，邻妇相邀。村村挝[④]鼓赛神，缫[⑤]车煮茧，仓庚促织[⑥]，柳外鸣梭；布谷催耕，桑间唤雨。清和风日，春服初成，歌咏郊游，一饱菜羹麦饭。因思王建诗"已闻邻里催织作，去与谁人身上着"

之句，罗绮遍身，可不念此辛苦。

三生石谈月 天竺后山，鼎分三石，居然可坐，传为泽公三生遗迹。山僻景幽，云深境寂，松阴树色，蔽日张空，人罕游赏。炎天月夜，煮茗烹泉，与禅僧诗友，分席相对，觅句赓歌[7]，谈禅说偈。满空孤月，露浥[8]清辉，四野清风，树分凉影。岂俨人在冰壶[9]，直欲谭空玉宇，寥寥岩壑，境是仙都最胜处矣。忽听山头鹤唳，溪上云生，便欲驾我仙去，俗抱尘心，萧然冰释。恐朝来去此，是即再生五浊欲界[10]。

飞来洞避暑 灵鹫山下，岩洞玲珑，周回虚敞，指为西域飞来一小岩也。气凉石冷，入径凛然。洞中陡处，高空若堂，窄处方斗若室，俱可人行，无碍顶处。三伏熏人，燎肌燔骨，坐此披襟散发，把酒放歌，俾川鸣谷应，清冷洒然，不知人世今为何月。顾我絺绤[11]，不胜秋尽矣。初入体凉，再入心凉，深入毛骨俱凉哉。人间抱暑焦烁，虽啖冰雪不解，而严冬犹然者，勿令知此清凉乐国。

压堤桥夜宿 桥据湖中，下种红白莲花，方广数亩，夏日清芬，隐隐袭人。霞标云彩，弄雨欹风，芳华与四围山色交映，携舟卷席，相与枕藉乎舟中。月香度酒，露影湿衣，欢对忘言，俨对净友抵足，中宵清梦，身入匡庐莲社[12]中矣。较与红翠相偎，衾枕相狎者何如哉？更愿后期，与君常住净土。

注

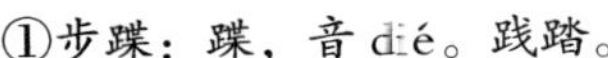

①步蹀：蹀，音 dié。践踏。

②金谷酒数：指罚酒三杯。

③峤：尖峭的高山。

④挝：音 zhuā，打，敲打。

⑤缫：音 sāo，同“缲”。抽丝用的器具。

⑥仓庚促织：仓庚，指黄鹂、黄莺。促织，蟋蟀的别名。

⑦赓歌：赓，续也。赓歌即作歌相续。

⑧浥：湿润。

⑨冰壶：盛冰的玉壶，比喻洁白而纯净。

⑩五浊欲界：佛学术语。以人世为五浊恶世。《法华经·方便品》：“诸佛出于五浊恶世，所谓劫浊、烦恼浊、众生浊、见浊、命浊。”又名五浊欲界。

⑪绤：音 xì，粗葛布。

⑫匡庐莲社：匡庐指庐山。东晋僧人慧远居庐山，与刘遗民等同修净土，中有莲池，因号莲社。

湖心亭采莼 旧闻莼生越之湘湖，初夏思莼，每每往彼采食。今西湖三塔基旁，莼生既多且美。菱之小者，俗谓野菱，亦生基畔，夏日剖食，鲜甘异常，人少知其味者。余每采莼剥菱，作野人芹荐，此诚金波玉液，清津碧荻之味，岂与世之羔烹兔炙较椒馨哉？供以水蔌，啜以松醪，咏《思莼》之诗，歌《采菱》之曲，更得呜呜牧笛数声，渔舟欸乃[①]相答，使我狂态陡作，两腋风生。若彼饱膏腴者，应笑我辈寒淡。

湖晴观水面流虹 湖山遇雨，残月烘云，峦霭浮浮，林铺翠湿，浴晴鸥鹭争飞，拂袂荷风荐爽。

忽焉长虹贯天，五色炽焰，影落湖波，光彩浮濯。乍骇蛟腾在渊，晃荡上下，水天交映，烁电绝流，射日蒸霞，似夺颓丸[②]晚色。睥睨静观，景趣高远，不觉胸中习气，欲共水天吞吐。此岂丰城伏剑[③]，时为幽人一剖璞中蕴色？

山晚听轻雷断雨 山楼一枕晚凉，卧醉初足，倚栏长啸，爽豁凝眸。时听南山之阳，殷雷隐隐，树头屋角，鸠快新晴，唤妇声呼部部矣。云含剩雨，犹着数点飘摇，西壁月痕，影落湖波溶漾。四山静寂，兀坐人闲，忽送晚钟，一清俗耳。渔灯万盏，鳞次比来，更换睫间幽览，使我眼触成迷，意触冥契，顿超色境胜地。

乘露剖莲雪藕 莲实之味，美在清晨，水气夜浮，斯时正足。若日出露晞，鲜美已去过半。当夜宿岳王祠侧，湖莲最多。晓剖百房，饱啖足味。藕以出水为佳，色绿为美，旋抱西子一湾，起我中山久渴，快赏旨哉！口之于味何甘哉？况莲德中通外直，藕洁秽不可污，此正幽人素心，能不日茹佳味？

空亭坐月鸣琴 夏日山亭对月，暑气西沉，南熏习习生凉，极目遥山，盘郁冰镜，两湖隐约，何来钟磬？抱琴弹月，响遏流云。高旷抚《秋鸿出塞》，清幽鼓《石上流泉》，《风雷引》可避炎蒸，《广寒游》偏宜清冷。乐矣山居之吟，悲哉楚些[④]之曲，泠然指上《梅花》，寒彻人间烦愦矣。噫！何能即元亮无弦之声，得尘世钟期之所哉？宜正音为之绝响。

观湖上风雨欲来　山阁五六月间，风过生寒，溪云欲起，山色忽阴忽晴，湖光乍开乍合。浓云影日，自过处段段生阴，云走若飞，故开合甚疾。此景静玩，可以忘饥。顷焉风号万壑，雨横两间[⑤]，骇水腾波，湖烟泼墨，观处心飞神动，诚一异观哉！有时龙见，余曾目睹龙体，仅露数尺，背抹螺青，腹闪珠白，矫矫盘盘，滃[⑥]云卷雨，湖水奔跳，奋若人立，浪花喷瀑，自下而升，望惊汩急漂疾，澎湃汹涌，移时乃平。对此水天浑合，恍坐洪蒙，空中楼阁飞动，不知身在何所。因思上古太素，简朴无华，是即雨中世界，要知一切生灭本空，何尔执持念根，不向无所有中解脱？

步山径野花幽鸟　山深幽境，夏趣颇多。当残春初夏之时，步入林峦，松枝交映。遐观远眺，曲径通幽。野花隐隐生香，而嗅味恬淡，非檀麝之香浓；山禽关关弄舌，而清韵闲雅，非笙簧之声巧。此皆造化机局，娱目悦心，静赏无厌。时抱焦桐，向松阴石上，抚一二雅调，萧然景会幻身，是即画中人物。远听山村茅屋傍午鸡鸣，伐木丁丁[⑦]，樵歌相答。经丘寻壑，更出世外几层。此景无竞无争，足力所到，何地非我传舍？又何必与尘俗恶界，区区较尺寸哉？

①欸乃：欸，音ǎi。摇橹声。

②颓丸：夕阳。

③丰城伏剑：相传三国东吴未灭时，丰城剑气上冲，紫气常在斗牛间。

④楚些：些(suò)，同“些”，为楚人习用的语气助词。楚些，泛指楚地的乐调或楚辞。

⑤两间：天地之间。

⑥滃：音wěng，云气升腾。

⑦丁丁：音zhēng，伐木声。

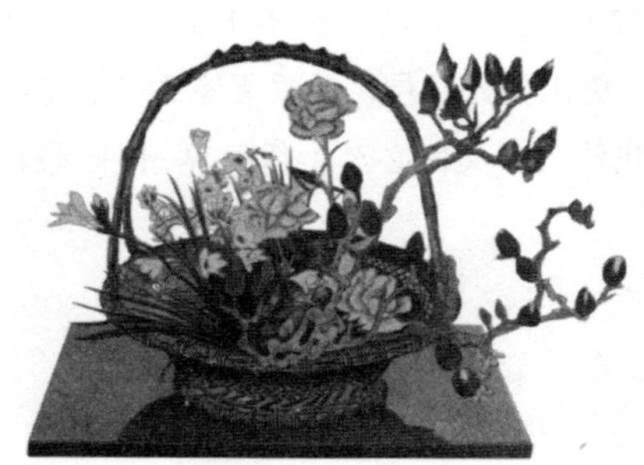

四时调摄笺
秋卷

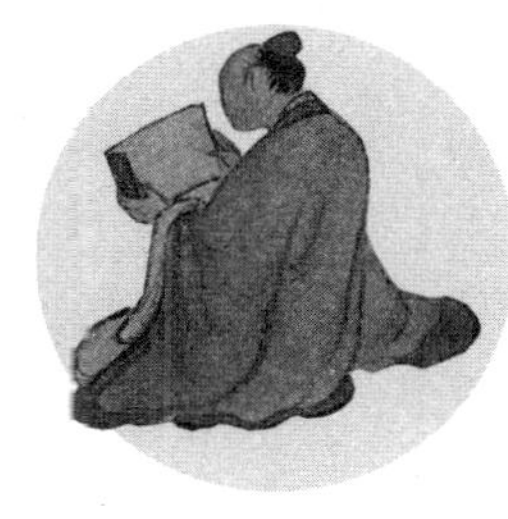

秋三月调摄总类

《礼记》："西方曰秋，秋者，愁也。愁之以时，察守义也。"《太元经》曰："秋者，物皆成象而聚也。"《管子》曰："秋者，阴气始下，故万物收。"《淮南子》曰："秋为矩，矩者，所以方万物也。"《汉律志》曰："少阴者，西方也。西者，迁[①]也，阴气迁落，万物纠敛[②]，乃成熟也。"当审时节宜调摄以卫其生。

立秋，金相；秋分，金旺；立冬，金休；冬至，金废；立春，金囚；春分，金死；立夏，金殁；夏至，金胎，言金孕于火土之中也。

注

①迁：变动，转变。

②纠敛：收敛，收束。

臞仙月占主疾

七月，甲子日，忌雷，多暴疾；晦日，忌风，主多痛。

八月，秋分后，忌多霜，主病。

九月，忌行夏令，主多鼽[①]嚏。

注

①鼽：音 qiú，鼻塞不通。

秋月气数主属之图

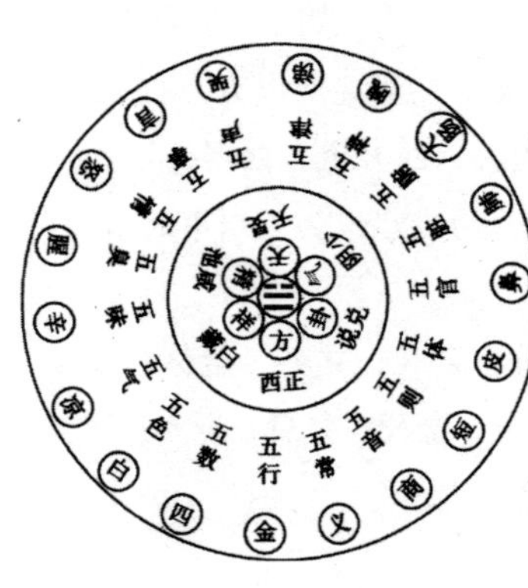

秋曰三秋、九秋、白藏气白而藏万物也、素秋、素商、高商。

天曰旻天愍物之凋零也。

风曰商风、商飋、素风、凄风、高风、凉风、悲风、清风、谢风。

景曰朗景、澄景、清景。

时曰凄辰、霜辰。

节曰素节、商节。

草曰衰草、白草。

木曰疏木、哀林、霜柯、霜林、疏林。

肺神图

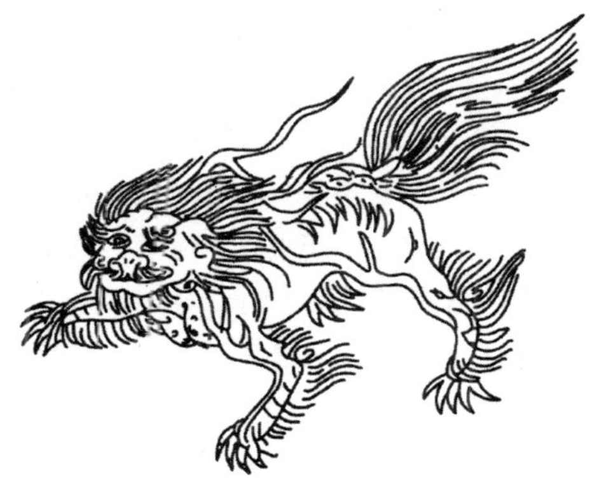

神名皓华，字虚成。肺之状为虎，主藏魄，象如悬磬，色如缟映红。

生心上，对胸有六叶。

肺出于少商。少商，右手大指端内侧去甲二分许陷之中。

肺脏秋旺论

肺属西方金，为白帝神，形如白虎，象如悬磬，色如缟映红。居五脏之上，对胸，若覆盖然，故为华盖。肺者，勃也，言其气勃郁也。重三斤三两，六叶两耳，总计八叶。肺为脾子，为肾母，下有七魄，如婴儿，名尸狗、伏尸、雀阴、吞贼、非毒、阴秽、辟臭，乃七名也。夜卧及平旦时，叩齿三十六通，呼肺神及七魄名，以安五脏。鼻为之宫，左为庚，右为辛。在气为咳，在液为涕，在形为皮毛也。上通气至脑户，下通气至脾中，是以诸气属肺，故肺为呼吸之根源，为传送之宫殿也。肺之脉出于少商，又为魄门。久卧伤气，肾邪入肺则多涕，肺生于右为喘咳。大肠为肺之腑，大肠与肺合，为传泻行导之腑。鼻为肺之官，肺气通则鼻知香臭。肺合于皮，其荣毛也，皮枯而发落者，肺先死也。肺纳金，金受气于寅，生于已，旺于酉，病于亥，死于午，墓于丑，为秋，日为庚辛，为申酉。其声商，其色白，其味辛，其臭腥，心邪入肺则恶腥也。其性义，其情怒。肺之外应五岳，上通太白[①]之精，于秋之旺日，存太白之气入于肺，以助肺神。肺风者，鼻即塞也；容色枯者，肺干也；鼻痒者，肺有虫也；多恐惧者，魄离于肺也；身体黧黑者，肺气微也；多怒气者，肺盛也；不耐寒者，肺劳也，肺劳则多睡。好食辛辣者，肺不足也；肠鸣者，肺气壅也。肺邪自入者，则好哭，故人之颜色莹白者，则肺无病也。肺有疾，用呬[②]以抽之，无故而呬，不祥也。秋三月，金旺主杀，万物枯损，故安其魄而存其形者，当含仁育物，施惠敛容，藏阳分形，万物收杀，雀卧鸡起，斩伐草木，以顺杀气，长肺之刚，则邪气不侵。逆之则五脏乖而百病作矣。

注

①太白：指金星。

②呬：音 xi，嘘气，运气吐纳一法。

相肺脏病法

肺病热，右颊赤，肺病，色白而毛槁，喘咳气逆，胸背四肢烦痛，或梦美人交合，或见花幡[①]、衣甲[②]、日月、云鹤、贵人相临。肺虚则气短，不能调息；肺燥则喉干；肺风则多汗畏风，咳如气喘，旦善暮甚。病气上逆，急食苦以泄之。又曰宜酸以收之，用辛以补之，苦以泻之。禁食寒，肺恶寒也。肺有病，不闻香臭，鼻生息肉，或生疮疥，皮肤燥痒，气盛咳逆，唾吐脓血，宜服排风散。

排风散 用治皮肤疮癣疥癞，气满咳嗽，涕唾稠酽[③]。

人参三钱 丹参五分 防风三钱 天雄三钱，炮 秦艽三钱 山茱萸三钱 沙参二钱 虎骨酥炙，五钱 山药五钱 天麻六钱 羌活三钱

上为末，食前米饮调服三钱。为丸亦可。

①花幡：保护花木的旗子。
②衣甲：铠甲。
③酽：音 yàn，浓厚。

修养肺脏法

当以秋三月朔望旭旦，向西平坐，鸣天鼓[①]七，饮玉泉三，注云：饮玉泉者，以舌抵上腭，待其津

生满口，嗽而咽之，凡三次也。然后瞑目正心，思吸兑宫白气②入口，七吞之，闭气七十息。此为调补神气，安息灵魄之要诀也，当勤行之。

注

①鸣天鼓：《杂病源流犀烛·口齿唇舌病源流》："叩中央齿名鸣天鼓。"《河间六书》："双手闭耳如鼓音，是谓鸣天鼓也。"

②兑宫白气：秋天西方清气。

六气治肺法

吐纳用呬，以鼻微长引气，以口呬之，勿使耳闻。皆先须调气令和，然后呬之。肺病甚，大呬三十遍，细呬三十遍，去肺家劳热，气壅咳嗽，皮肤燥痒，疥癣恶疮，四肢劳烦，鼻塞，胸背疼痛。依法呬之，病去即止，过度则损。呬时用双手擎天为之，以导肺经。

肺脏导引法七八九月行之

可正坐，以两手据地，缩身曲脊，向上三举，去肺家风邪积劳。又当反拳捶背上，左右各三度，去胸臆闭气风毒。为之良久，闭目叩齿而起。

黄帝制护命茯苓丸

黄帝曰："秋三月治病如何？"岐伯曰："当服补肾茯苓丸，主治肾虚冷，五脏内伤，头重足浮，皮肤燥痒，腰脊疼痛，心胃咳逆，口干舌躁，痰涎流溢，恶梦遗精，尿血滴沥，小腹偏急，阴囊湿痒，喘逆上壅，转侧不得，心常惊悸，目视茫茫，饮食无味，日渐羸瘦，医不能治，此方奇效。"

茯苓一两　防风六钱　白术一两　细辛三钱　山药一两　泽泻四钱　附子炮，便制，五钱　紫菀五钱　独活五钱　芍药一两　丹参五钱　桂五钱　干姜三钱　牛膝五钱　山茱萸肉五钱　黄芪一两　苦参三钱

上为末，蜜丸，如桐子大。先服每七丸，日再服。

秋季摄生消息论

秋三月，主肃杀。肺气旺，味属辛。金能克木，木属肝，肝主酸。当秋之时，饮食之味宜减辛增酸以养肝气。肺盛则用呬以泄之。立秋以后，稍宜和平将摄。但凡春秋之际，故疾发动之时，切须赡养，量其自性将养。秋间不宜吐并发汗，令人销铄，以致脏腑不安，惟宜针灸，下利，进汤散以助阳气。又若患积劳、五痔[①]、消渴等病，不宜吃干饭炙煿并自死牛肉、生鲙[②]、鸡、猪、浊酒、陈臭咸醋、

黏滑难消之物，及生菜、瓜果、鲊酱之类。若风气冷病、痃癖[③]之人，亦不宜食。若夏月好吃冷物过多，至秋患赤白痢疾兼疟疾者，宜以童子小便二升，并大腹槟榔五个细锉，同便煎取八合，下生姜汁一合，和收起腊雪水一盅，早朝空心，分为二服，泻出三两行。夏月所食冷物，或膀胱有宿水冷脓，悉为此药祛逐，不能为患。此汤名承气，虽老人亦可服之，不损元气，况秋痢又当其时。此药又理脚气诸气，悉可取效。丈夫泻后两三日，以韭白煮粥，加羊肾同煮，空心服之，殊胜补药。又当清晨睡醒，闭目叩齿二十一下，咽津，以两手搓热熨眼数多，于秋三月行此，极能明目。又曰：秋季谓之容平[④]，天气以急，地气以明。早卧早起，与鸡俱兴，使志安宁，以缓秋刑。收敛神气，使秋气平。无外其气，使肺气清。此秋气之应，养收之道也。逆之则伤肺，冬为飧泄，奉藏者少。秋气燥，宜食麻以润其燥。禁寒饮并穿寒湿内衣。《千金方》曰："三秋服黄芪等丸一二剂，则百病不生。"

《金匮要略》曰："三秋不可食肺。"

《四时纂要》曰："立秋后，宜服张仲景八味地黄丸，治男女虚弱百疾，医所不疗者。久服身轻不老。

熟地黄八两　薯蓣四两　茯苓二两　牡丹皮二两　泽泻二两　附子童便制炮，一两　肉桂一两　山茱萸四两，汤泡五遍

上为细末，蜜丸，如桐子大。每日空心酒下二十丸，或盐汤下。稍觉过热，用凉剂一二帖以温之。"

《云笈七签》曰："秋宜冻足冻脑，卧以头向西，有所利益。"

《养生论》曰："秋初夏末，热气酷甚，不可脱衣裸体，贪取风凉。五脏俞穴皆会于背，或令人扇风，夜露手足，此中风之源也。若觉有疾，便宜服八味地黄丸，大能补理脏腑，御邪。仍忌三白⑤，恐冲药性。"

"秋三月卧时，头要向西，作事利益。"

《本草》曰："入秋小腹多冷者，用古时砖煮汁热服之。又用热砖熨肚三五度，瘥。"

《书》曰："秋气燥，宜食麻以润其燥，禁寒饮食，禁早服寒衣。"

"秋三月，六气十八候，皆正收敛之令，人当收敛身心，勿为发扬驰逞。"

《书》曰："秋伤于湿，上逆而咳，发为痿厥。"

又曰："立秋日勿宜沐浴，令人皮肤粗糙，因生白屑。"

又曰："八月望后少寒，即用微火暖足，勿令下冷。"

《养生书》曰："秋谷初成，不宜与老人食之，多发宿疾。"

注

①五痔：中医病名，五种类型痔疮之合称。《备急千金要方》卷二十三："夫五痔者，一曰牡痔，二曰牝痔，三曰脉痔，四曰肠痔，五曰血痔。"
②鲙：通"脍"，细切肉。
③痃癖：痃，音 xuán，古病名。"痃"与"癖"是两种证候，但习惯上通称为"痃癖"。"痃"是形容脐的两旁有条状筋块扛起，状如弓弦，大小不一，或痛或不痛；"癖"是指潜匿于两胁之间的积块，平时寻摸不见，痛时摸之才觉有物。
④容平：万物成熟而平定收敛之意。
⑤三白：指萝卜、盐、米饭。

秋三月合用药方

七宝丹　治久患泻痢，疗不瘥者，服之即效。老人反脾泄滑[1]，正宜服此。

附子童便和黄泥炮，五钱　当归一两　干姜五钱　吴茱萸　厚朴姜汁炒　花椒各三钱　舶上硫黄八钱，此物最少，出倭夷海舡上，作灰涂缝者佳。人不多见，俱以市硫有油者用之。舶硫色如蜜黄，中有金红处，如七月石榴皮色，打开俨若水晶，有光，全非松脆，性如石硬者真

上七味为末，米醋和成两团，以白面和作外衣，裹药在内，如烧饼包糖一般。文武火煅面熟，去面，捣为末，蜜丸，桐子大。诸痢泻，米汤下二十丸，空心日午服。宿食气痛不消，以姜盐汤下。

摄脾丸 治秋来脏腑虚冷，泄泻不定。

木香 诃子炮去核 厚朴生姜汁炒 五倍子微炒 白术土炒，各等份

上为末，炊粟米饭为丸，桐子大。每服十丸，米饮送下。

威灵仙丸 治老壮肺气壅滞，涎嗽间作，胃脘痰塞，痞闷不快。

龙脑薄荷一两 皂角一斤，不蛀肥者，用河水浸洗，去黑皮，置砂器中揉擦作稠水，去渣筋熬成膏，多少取用 威灵仙洗去土，焙用四两

三味共搜为丸，桐子大。每三十丸，临卧生姜汤下。

保救丹 治秋后发嗽，远年冷嗽，遇秋又发，并劳嗽痰壅。

蛤蚧一个，男取雄腰上一截，女用雌腰下一截 地黄熟烂如饴，一钱 皂角不蛀的，酥炙，去黑皮，用二定[②] 杏仁二钱，童便浸一周时，去皮尖，入蜜炒黄 半夏三钱，水煮内不见白 五味子二钱 丁香三钱

为末，蜜丸，桐子大。食前一服五丸，姜汤下。

二仁膏 治老人膈滞，肺疾痰嗽，又名生姜汤。

杏仁四两，去皮尖 桃仁五钱，去皮 生姜六两，去皮切之 甘草一钱 盐五钱

上以二仁同姜，湿纸裹包研细，入甘草与盐，瓶内收贮，用汤点服。

注

①反脾泄滑：脾胃受损而致泄泻。
②定：通“锭”，量词。

太上肘后玉经八方

☷ 坤卦西南　风后四扇散

五灵脂三两，延年益命　仙灵脾三两，强筋骨　松脂二两，去风痫　泽泻二两，强肾　白术二两，益气力　干姜二两，益气　生地黄五两，补髓血　石菖蒲三两，益心神　肉桂二两，补不足　云母粉三两，长肌肥白

上药十物，如法捣洗一万杵，炼蜜为丸，桐子大。日三四十丸。

☱ 兑卦正西　夏姬杏金丹

杏子六斗，煮水滚三四沸，放下杏子，以手或棍捶摩，令皮去。大煮半晌，漉起放盆中去核，清汁得若干。取铁锅放糠火上，以羊脂油四斤，擦入釜中，擦之不已，尽此四斤脂为止。下杏釜中熬之，糠火细细不断，三四日药成，如金光五彩色。每服一二匙，服之变老成少，颜色美好，夏姬服之上升。

七月事宜

《孝经纬》曰：“大暑后十五日，斗指坤，为立秋。

秋者，揫[①]也，物于此而揫敛也。后十五日，斗指申，为处暑，言渎暑将退，伏而潜处也。律夷则，夷者，伤也；则者，法也，言金气始肃，万物于此凋伤，犹被刑戮之法也。”《晋乐志》：“七月为申，申者，身也，言万物身体皆成就也。时为龙火西颓。”《提要》曰：“七月为兰月。”又曰：“首秋、上秋、兰秋，肇秋。”

“是月也，天道东北行，作事出行宜向东北，吉。不宜用申日，犯月建，作事不吉。”

《白云杂忌》曰：“七日取麻勃[②]一升，并人参半升合蒸，气尽令遍，服一刀圭[③]，令人心地聪明。”

《云笈七签》云：“七日曝皮裘，可以避蛀。”

《家塾事亲》曰：“七日取角蒿置毡褥书籍中，可以避蠹。”《法天生意》云：“又可避蛇。收芙蓉叶可以治肿，干为末，醋调一味敷肿上，可消。”

《常氏日录》曰：“七月上甲日，采枸杞花，八月上酉日治，服之。”又云：“立秋日人未起时，汲井水长幼皆少饮之，却病。”

《法天生意》云：“七日取百合根熟捣，新瓦器盛之，挂于屋内阴干百日，拔白以此掺之，可生黑发。”又云：“是日取蜂窠中蜂蛹子一窠，阴干为末，用蜜调涂，可除面皯[④]。”又云：“七日取萤火十四枚，捻白发自黑。”

《常氏日抄》云：“七月采蒺藜子，阴干捣末，食后服，治眼失明。”

《法天生意》曰：“秋三月戊子、己亥、庚子、辛亥，宜炼丹药，宜入山修道。”

《云笈七签》曰：“是月十六日，剪指甲烧灰服之，能灭九虫三尸。”

又曰：“十一日，取枸杞煎汤沐浴，令人不老不病。二十三日沐，令发不白。二十五日沐，令人寿长。”

《千金月令》曰：“七月暑气将伏，宜食稍凉，以为调摄。法用竹叶一把，栀子二个，切碎，用水熬煎，澄清去渣，用淘粳米磨作泔粉服。”

《神仙饵松实法》：“七月，取松卵中仁，去木皮，捣如膏。每服鸡子大一团，日三服。久服身轻，三百日后可行五百里之远。即各山松卵内小子，过七月即曝出无寻矣。非常食北来大松子也。”

“竹叶粥：中暑者宜用。竹叶一握，山栀一枚，煎汤去渣，下米煮粥，候熟，下盐花点之。进一二杯即愈。”

“立秋太阳未升，采楸叶熬膏，搽疮疡，立愈，名楸叶膏。熬法以叶多方稠。”

又曰：“七月七日采莲花七分，八月八日采藕根八分，九月九日采莲实九分，阴干捣细，炼蜜为丸，服之令人不老。千叶莲服之，令人羽化。”

又曰：“七日取乌鸡血，和三月三日收起之桃花片，为末，涂面，令人莹白如玉。”

又曰：“取赤小豆，男女各吞七粒，令人终岁无病。”

《家塾事亲》曰："七日取蜘蛛一枚着领中，使人不忘。七日取槐角子熟捣成汁，纳铜钵中晒成膏，捏为鼠屎大，纳肛门内，每日三次，治痔及百疮，大效。"

又曰："七日取苦瓠白瓤绞汁一合，以醋一升，古钱七个，和匀，以火煎之，令稀稠得所。点入眼眦中，治眼黑暗。"

又："七日采麻花，五月五日收麻叶，捣作炷圆，灸生瘰疬疮上百壮，次烧胡桃松脂研敷即愈。"

《法天生意》曰："七日采麻花，阴干为末，乌麻油浸，每夜擦上，眉毛脱落者立生。"

"是月二十三日、二十八日拔白，永不再生。"

"七月五日是三会日，宜修迎秋斋。"

《修真指要》："中元十五日，可修斋谢罪。"

立秋日，用水吞赤小豆十四粒，一秋可免赤白痢疾。

"七夕乞巧，使蜘蛛结万字，造明星酒、同心脍。"

《本草》云："七月七日采慎火[5]花、苗、叶五两，盐三两，同捣绞汁，治热毒，并小儿瘟疹不出，在皮肤内者，以此汁手蘸摩之，日再即出。丹疮亦如此法。"

①揫：音 jiū，收敛，聚集。

②麻勃：即大麻，味辛，气平。有毒。主劳伤，利

脏下血，寒气破积，止痹散脓。

③刀圭：量取药末的器具名。形状如刀圭的圭角，一端尖形，中部略凹陷。一刀圭散药约如一粒梧桐子大小。

④面皯：皯，音gǎn。皮肤黧黑枯槁。

⑤慎火：《神农本草经》记载："景天，一名慎火。"

七月事忌

"七月，日时不宜用申，犯月建，百事不利。初八、二十二，忌裁衣交易。"

"初七日勿想恶事。"

《白云忌》曰："七月勿食莼，上有蠲虫[①]，害人。勿食韭，损目。"

《千金方》曰："勿食鹿獐，动气。勿食茱萸，伤神气。"

孙真人曰："勿食雁，伤人。勿多食菱肉，动气。勿食生蜜，令人暴下霍乱。勿食猪肺，勿多食新姜。"

《法天生意》曰："立秋后十日，瓜宜少食。"

《月令》云："立秋勿食煮饼及水溲饼，勿多食猪肉，损人神气。"

《杨公忌》曰："初一日、二十九日不宜问疾。"

"是月初七，为道德腊[②]，十五日为中元，二日戒夫妇入房。"

注

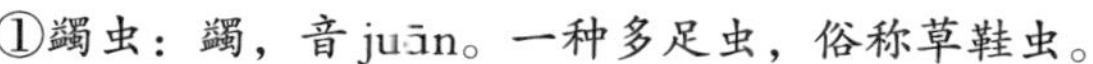
①蠲虫：蠲，音juān。一种多足虫，俗称草鞋虫。

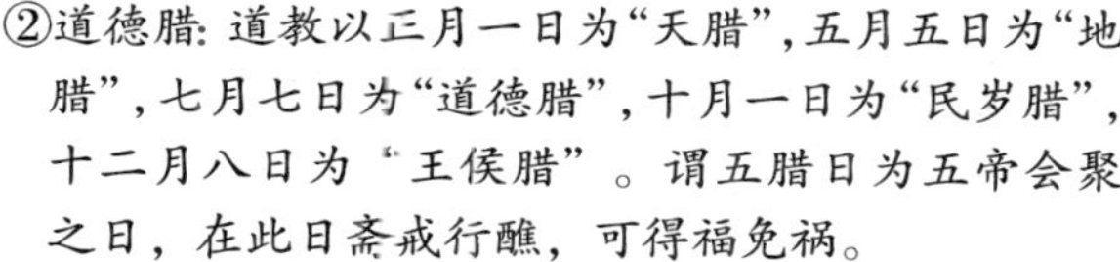
②道德腊：道教以正月一日为“天腊”，五月五日为“地腊”，七月七日为“道德腊”，十月一日为“民岁腊”，十二月八日为“王侯腊”。谓五腊日为五帝会聚之日，在此日斋戒行醮，可得福免祸。

七月修养法

秋七月，审天地之气，以急正气，早起早卧，与鸡俱起，缓逸其形，收敛神气，使志安宁。卦否，否者，塞也，天地塞，阴阳不交之时也。故君子勿妄动。生气在午，坐卧宜向正南。

孙真人《养生》曰：“肝心少气，肺脏独旺，宜安静性情，增咸减辛，助气补筋，以养脾胃。毋冒极热，勿恣凉冷，毋发大汗，保全元气。”

《灵剑子》导引法

以两手抱头项，宛转回旋俯仰，去胁、肋、胸、背间风气。肺脏诸疾，宜通项脉左右，同正月法。又法：以两手相叉，头上过去，左右伸曳之，十遍。去关节中风气，治肺脏诸疾。

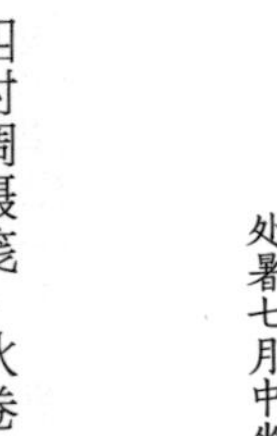

陈希夷孟秋二气导引坐功图势

立秋七月节坐功图

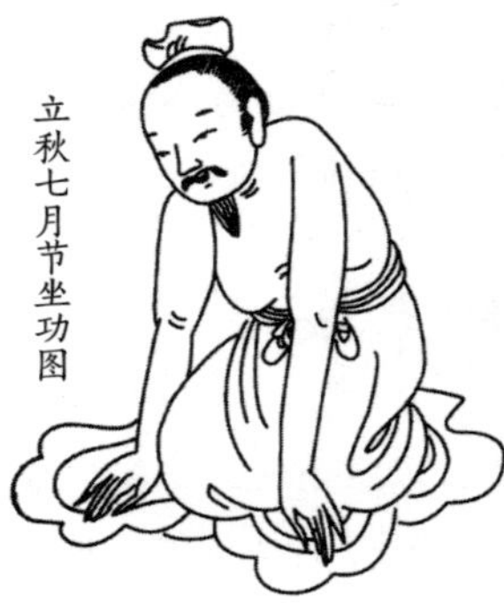

运主太阴四气。

时配足少阳胆相火。

坐功：每日丑寅时正坐，两手托地，缩体闭息，耸身上踊。凡七八度，叩齿，吐纳咽液。

治病：补虚益损，去腰肾积气，口苦，善太息，心胁痛，不能反侧，面尘体无泽，足外热，头痛，颔痛，目锐眥痛，缺盆肿痛，腋下肿，汗出振寒。

处暑七月中坐功图

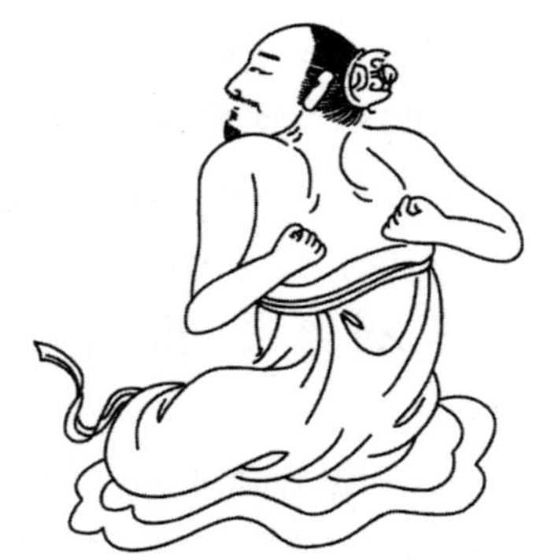

运主太阴四气。

时配足少阳胆相火。

坐功：每日丑寅时正坐，转头左右举引，就反两手捶背各五七度，叩齿，吐纳咽液。

治病：风湿留滞，肩背痛，胸痛，脊膂痛，胁肋髀膝经络外至胫绝骨外踝前及诸节皆痛，少气，咳嗽，喘渴上气，胸背脊膂积滞之疾。

八月事宜

《孝经纬》曰："处暑后十五日，斗指庚，为白露，阴气渐重，露凝而白也。后十五日，斗指酉，为秋分，阴生于午，极于亥，故酉其中分也。仲月之节为秋分，秋为阴中，阴阳适中，故昼夜长短亦均焉。律南吕，南者，任也，吕者，助也，言阳气尚有妊，生阴助阳成功也。辰酉，酉者，緧[①]也，谓时物皆緧缩也。"《提要》曰："八月为桂月，为仲商。"

《玄枢》曰："天道东北行，作事出行，俱宜向东北，吉。不宜用酉日，犯月建，不吉。"

《荆楚记》曰："是月初十日，以朱砂点小儿额上，为之天灸，以厌疾也。"

《纂要》曰："十九日拔白，永不生。初二、初四、十五、二十五同。"

《云笈七签》云："是月行路间，勿饮阴地流泉，令人发瘴脚软。"

"社日[②]，人家襁褓儿女俱令早起，恐社翁为祟。与春社同。"

《田家五行》曰："侵晨[③]用瓷器收百草头上露，磨浓墨。头痛者点太阳穴，劳瘵者点膏肓之类，谓之天灸。"

《杂纂》曰："是月采百合，曝干蒸食之，甚益气力。"

《千金月令》曰："此月可食韭菜、露葵。"

《齐谐记》曰："八月初一日，作五明囊盛取百草头露以洗眼，眼明。是日可修逐邪斋。"

《述仙记》曰："八月一日以绢囊承取柏树下露，如珠子，取拭两目，明爽无疾。"

《云笈七签》曰："是月八日，取枸杞煎汤沐浴，令人不老不病。二十二日沐浴，令人无非祸。"

《纂要》曰："是月初三日、初七日宜沐浴，令人聪明。二十五日宜浴，却病。"

《图经》曰："八月楮实子红熟，甲子日采来，水浸去皮瓤。仙方单服其实，水服二钱，服久乃佳。"

又云："采柏子，晒干为末，服方寸匙，稍增至多。欲绝谷，恣意取饱，渴则饮水，久服延年。"

《云笈七签》曰："二十五日天仓开，宜入山修道。"

①緧：音 qiū，收敛紧缩。

②社日：社，后土也。社日是祭祀土地的节日，分春社和秋社，分别在立春、立秋后的第五个戊日。

③侵晨：天明破晓时。侵，渐进。

八月事忌

《千金方》曰："勿食萌芽，伤人神胆，喘悸，胁肋气急。勿多食新姜，勿食生蒜，勿食猪肺，及饴和食，令人发疽。勿食雉肉，勿食猪肚，冬成嗽疾。"

《本草》云："勿食獐肉，动气。勿食芹菜，恐病瘕，发则似癫，小腹胀。勿食生蜜，勿多食生果，勿食鸡子，伤神。勿食蟹，霜降后方可食。蟹盖中膏内有脑骨，当去勿食，有毒。"

《云笈七签》曰："起居勿犯贼邪之风。勿多食肥腥，令人霍乱。"

《千金月令》曰："秋分之日勿杀生，勿用刑，勿处房帷，勿吊丧问疾，勿大醉。君子当斋戒静专以自检。"

"二十九日忌远行，水陆不吉。"

《云笈七签》曰："是月初八日，勿买布买鞋履附足，大忌。"

《杨公忌》曰："二十七日不宜问疾。"

八月修养法

仲秋之月，大利平肃，安宁志性，收敛神气，增酸养肝。勿令极饱，勿令壅塞。是月宜祈谢求福。卦观，观者，观也，风在地上，万物兴昌之时也。生气在未，坐卧宜向西南方，吉。

孙真人《摄养论》曰："是月心脏气微，肺金用事，宜减苦增辛，助筋补血，以养心肝脾胃。勿犯邪风，令人生疮，以作疫痢。十八日，乃天人兴福之时，宜斋戒存想吉事。"

《云笈七签》曰："是月十五日，金精正旺，

宜采铜铁，铸鼎剑。”

《内丹秘要》曰：“观者，四阴之卦也。斗杓是月戌时指酉，以月建酉也。时焉阴佐阳功，以成万物，故物皆缩小，因时而成矣。喻身中阴符过半，降而入于丹田，吾人当固养保元，以筑丹基。”

《灵剑子》导引法

以两手拳脚胫下十余遍，闭气用力为之。此能开胸膊膈气，去胁中气，治肺脏诸疾。行完，叩齿三十六通以应之。

陈希夷仲秋二气导引坐功图势

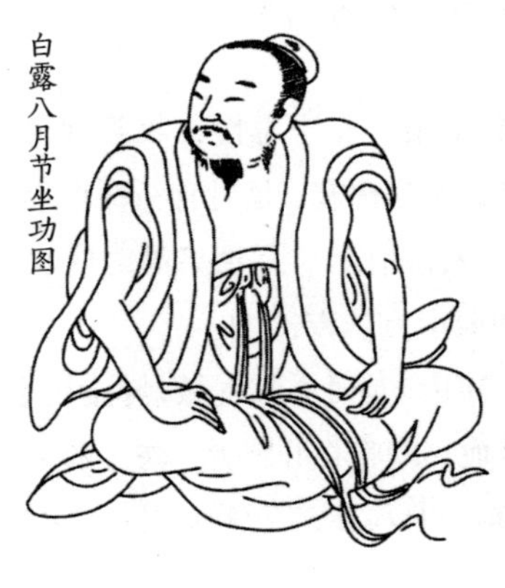

运主太阴四气。

时配足阳明胃燥金。

坐功：每日丑寅时正坐，两手按膝，转头推引各三五度，叩齿吐纳咽液。

治病：风气留滞腰背经络，洒洒振寒，苦伸数欠或恶人与火，闻木声则惊，狂，疟，汗出，鼽衄，口㖞唇胗，颈肿喉痹，不能言，颜黑，呕，呵欠，狂歌上登，欲弃衣裸走。

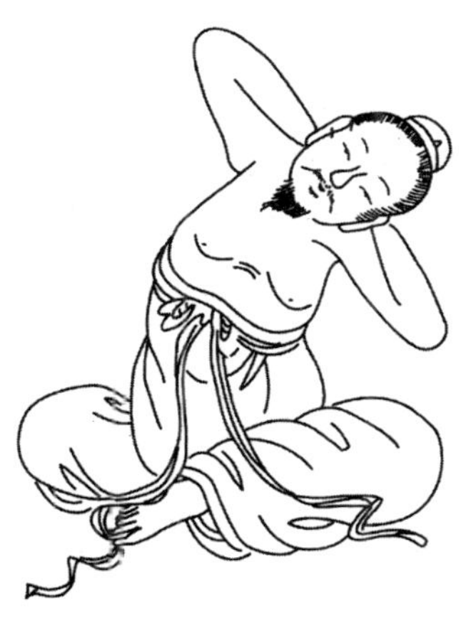

运主阳明五气。

时配足阳明胃燥金。

坐功：每日丑寅时，盘足而坐，两手掩耳，左右反侧，各三五度，叩齿吐纳咽液。

治病：风湿积滞胁肋腰股，腹大水肿，膝膑肿痛，膺乳气冲，股伏兔胻外廉足跗诸痛，遗溺失气，奔响腹胀，髀不可转，腘以结，腨似裂，消谷善饮，胃寒喘满。

九月事宜

《孝经纬》曰："秋分后十五日，斗指辛，为寒露，谓露冷寒而将欲凝结矣。后十五日，斗指戌，为霜降，气肃露凝结而为霜矣。故云'驷见而陨霜'。驷，房星[1]也。律无射，射者，出也，言阳气上升，万物收藏，无复出也。然随阳而终，当随阴而起，无终已也。辰为戌，戌者，灭也，谓时物皆衰灭也。"《夏小正》曰："九月纳火。大火，心星也，故九

月授衣。"《提要》曰："九月为霜月、菊月、暮秋、末秋，暮商、季商、杪秋、霜辰、授衣。"

"是月也，天道南行，作事出行，俱宜向南，吉。不宜用戌日，犯月建，不吉。"

《风土记》曰："是月九日，采茱萸插头鬓，避恶气而御初寒。"

"是月二十日，宜斋戒沐浴，其日鸡鸣时沐浴，令人辟兵。二十一日，取枸杞煎汤沐浴，令人光泽不老。二十八日宜沐浴。"

"二十一日天仓开，宜入山修道。"

《千金月令》曰："宜进地黄汤。其法取地黄洗净，以竹刀切薄晒干。用时，火焙为末，碾细，冲汤服，煎如茶法。"

《四时纂》曰："取枸杞子浸酒饮，令人耐老。"

《病仙方》云："修长生者，保命莫切于豨莶草，五月五日、七月七日、九月九日采治。方具五月条内。"

《圣惠方》曰："甘菊花晒干三升，入糯米一斗，蒸熟，菊花搜拌，如常造酒法，多用细面曲，候酒熟，饮一小杯，治头风眩晕等疾。"

《云笈七签》曰："是月采白术，蒸曝九次，晒干为末，日服三次，不饥，延年益寿。"

《食疗本草》曰："此月后宜食野鸭。多年小热疮不愈，食多即瘥。"

"九日采甘菊、茯苓、松柏脂，丸服，令人不老。"

《纂要》曰："是月宜合三勒浆，过此月则不佳矣。用诃黎勒、毗黎勒、庵摩勒三味，和核，捣如麻豆大。用三两，次用蜜一斗，以新汲水二斗调匀，倾瓮中，即下三勒熟搅，密封三四日后开。又搅之，以干净布拭去汗，候发定密封，共三十日方成。味甚美，饮之消食下气。"

《西京记》曰："九日佩茱萸，饵糕，饮菊花酒，令人寿长。"

《本草》曰："采太乙余粮②，久服不饥，轻身，耐寒暑。"

《吕公记》曰："九日天明时，以片糕搭儿女头额，更祝曰："愿儿百事俱高。作三声。"

又曰："九日造迎凉脯、羊肝饼，佩瘿木符。"

《千金方》曰："是月内于戌地开坎，深二三尺，埋炭五斤，土覆。戌为火之墓地，以禳火灾。炭多可加。"

《真诰》曰："十六日宜拔白，永不生。"

注

①房星：星名。二十八宿之一，为东官苍龙七宿的第四宿。《晋书·天文志》："房四星，亦曰天驷，为天马，主车驾。房星明，则王者明。"

②太乙余粮：即禹余粮之产于山谷中者。

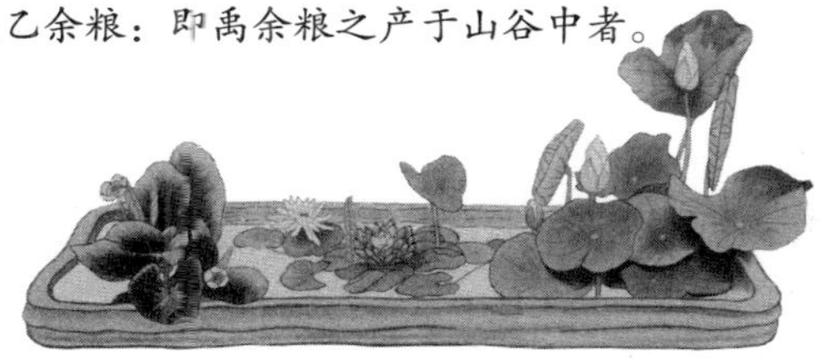

九月事忌

《千金月令》曰："是月勿食脾，季月土旺在脾也。"

《云笈七签》曰："季秋节约生冷以防痢疾。勿食新姜，食之成痼疾。勿食小蒜，伤神损寿，魂魄不安。勿食蓼子。勿以猪肝同饴食，冬成嗽病，经年不瘥。勿食雉肉，损人神气。勿多食鸡，令人魂魄不安。九日勿起动床席，当修延算斋。"

《月忌》曰："勿食犬肉，伤人神气。勿食霜下瓜，冬发翻胃[①]。勿食葵菜，令食不消化。"

《云笈七签》曰："是月十八日忌远行。"

《杨公忌》曰："二十七日不宜问疾。"

①翻胃：即反胃，朝食暮吐，暮食朝吐。

九月修养法

季秋之月，草木零落，众物伏蛰，气清，风暴为朗，无犯朗风，节约生冷，以防疠病。二十八日，阳气未伏，阴气既衰，宜进补养之药以生气。卦剥，剥，落也。阴道将旺，阳道衰弱，当固精敛神。生气在申，坐卧宜向西南。

孙真人曰："是月阳气已衰，阴气大盛，暴风时起，切忌贼邪之风以伤孔隙。勿冒风邪，无恣醉饱。宜减苦增甘，补肝益肾，助脾胃，养元和[1]。”

注

①元和：阴阳会和的元气。指修炼时含气漱口所生的津液。

《灵剑子》导引法

九月十二日已后用，补脾。以两手相叉于头上，与手争力，左右同法行之。治脾脏四肢，去胁下积滞风气，使人能食。

陈希夷季秋二气导引坐功图势

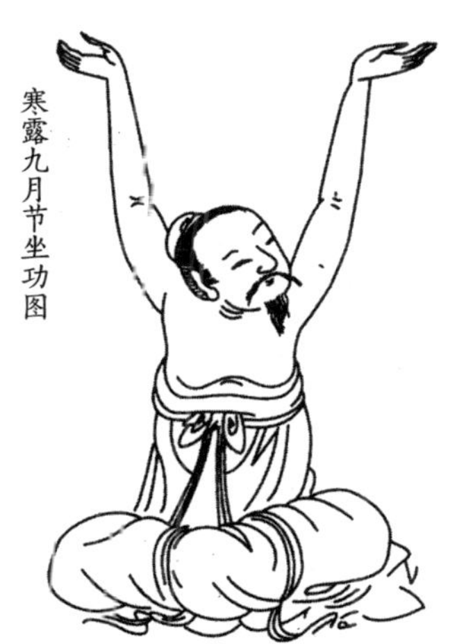

寒露九月节坐功图

运主阳明五气。

时配足太阳膀胱寒水。

坐功：每日丑寅时，正坐，举两臂踊身上托，左右各三五度，叩齿吐纳咽液。

治病：诸风寒湿邪挟胁腋经络动冲头痛，目似脱，项如拔，脊痛腰折，痔，疟，狂，巅痛，头两边痛，头囟顶痛，目黄泪出，鼽衄，霍乱诸疾。

霜降九月中坐功图

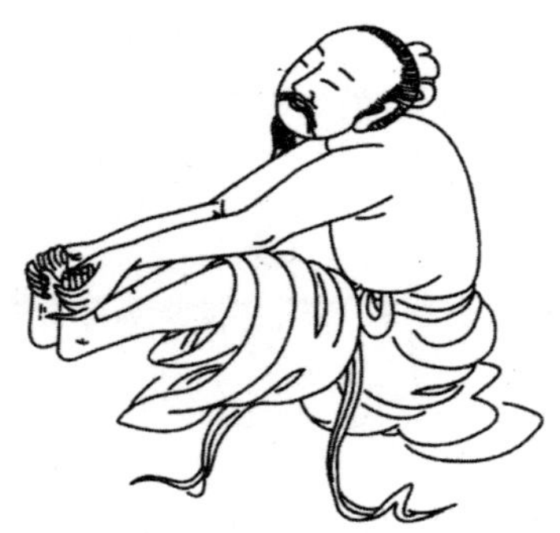

运主阳明五气。

时配足太阳膀胱寒水。

坐功：每日丑寅时，平坐，舒两手，攀两足，随用足间力纵而复收五七度，叩齿吐纳咽液。

治病：风湿痹入腰脚，髀不可曲，腘结痛，腨裂痛，项背腰尻阴股膝髀痛，脐反出，肌肉痿，下肿，便脓血，小腹胀痛，欲小便不得，脏毒，筋寒脚气，久痔脱肛。

秋时逸事

风起鳜肥　《海录碎事》：“秋风起而鳜鱼肥，秋当饱鳜。”

围棋争胜　《西京记》曰：“汉宫中，八月四日出北户，竹下对局，胜者终年有福，负者多病。”

彩丝续命　八月四日，以彩丝就北辰星下，祝求长命。

菊花称寿　《唐书》：“君臣秋登慈恩浮图，献菊花酒称寿。”

思莼鲈　张季鹰为齐王曹掾①，见秋风起，思吴

中莼羹菰米鲈鱼鲙，叹云："人生贵适志，何能羁宦数百里外以要名爵乎？"乃歌曰："秋风起兮木叶飞，吴江水清鲈鱼肥。"命驾而归。南人作鲙名郎官鲙，因张得名耳。

登南楼　庾亮赏月，登南楼，据胡床，与浩等谈咏竟夕，老子兴趣不浅。

怀故里　王粲观秋月，怀弟妹故里而伤神。

曝犊鼻裈　七月七日法当晒衣。诸阮所晒皆绨锦，咸乃挑犊鼻裈[②]曝于庭，曰："未能免俗，聊复尔耳。"

晒腹中书　七月七日郝隆曝腹，云："晒腹中书。"

穿针乞巧唐天宝中，彩结百丈高楼上，陈花果酒炙，祀牛女，穿针乞巧。

占蛛丝　七夕，妇女陈瓜果祀牛女，次早，以瓜上得蛛网为得巧。

盂兰盆[③]供　七月十五日，目连以百味五果盛盘中，作咒愿以吏母。

广陵观涛　枚乘《七发》曰："八月之望，观涛于广陵之曲江。"

梯云取月　唐太和中，周生有道术，中秋夜与客会，月色方莹，彼云："我能取月置之怀袂。"因即取箸数百条，绳而驾之，曰："我梯此取月。"少顷，以手举衣，怀中出月寸许，光色照映，寒入肌骨。

登高避厄　汝南桓景随费长房游，语云："九月九日汝家有灾，可佩萸登高，饮菊花酒以避，此

祸可消。”

佩萸食饵 武帝宫中，九月九日佩萸食饵，饮菊花酒，以期永年。

孟嘉落帽 嘉为桓温参军，九月九日温游龙山，有风至，吹嘉帽落，嘉不知顾。

登戏马台 宋武帝在彭城，九月九日登项羽戏马台。齐高祖登商飙馆，谓之九日台。

摘菊盈把 渊明九日无酒，宅边菊摘盈把而坐望，有白衣送酒，大饮而醉。

赐菊延寿 魏文帝赐锺繇秋菊云：“谨奉一束，以助彭祖之术。”

尚食枣糕 二社重阳，以枣为糕，或加以栗以肉。又《梦华录》曰：“重九，都人以粉面为蒸糕相遗，上插剪彩小旗，糁饤[④]果实如石榴子、栗子、银杏、松子之类。”

满城风雨 《溪堂集》云：“潘邠老有‘满城风雨近重阳’之句。今去重阳四日而雨大作，遂以邠老之句续为三绝，其最云：满城风雨近重阳，无奈黄花恼意香。雪浪翻天迷赤壁，令人西望忆潘郎。”

中元大献 《道经》：“七月望日作玄都大献，花果、旛幢、清膳饮食供诸圣众，欲求饿鬼满足，得还人中。”

登山坐湖 登龙山事见前，颜测作《九日北湖诗》云：“亭席敛徂[⑤]蕙，澄湖泛初兰。”

月帐风帏 《白纻诗》云：“罗帐含月思心伤。”

潘岳赋曰：“劲风戾而推帏。”

霜阶风隙　夏侯诗曰：“阶缟缟以受霜。”谢诗云：“秋首风绕隙。”

服黄佩赤　《太清草木方》云：“九日采黄花与茯苓服之，延年。”《西京记》曰：“佩赤茱萸，令人寿长。”

①曹掾：掾，音yuàn。公府和郡县各曹主官的通称，正为掾，副为属或史。

②犊鼻裈：一种合裆的短裤，因其形似“犊鼻”，故名。

③盂兰盆：梵文音译，意为救脱苦难，旧俗于农历七月十五日延僧人做法会，诵经施食，超度亡魂，称盂兰盆会。依据佛家传说，释迦子弟目莲以生母在饿鬼道中不得食，佛令作盂兰盆会，于七月十五日以五味百果置盆中供养十方大德，而后母得食。

④饤：罗列，堆砌。

⑤徂：开始。

高子秋时幽赏十二条

西泠桥畔醉红树　西泠在湖之西，桥侧为唐一庵公墓，中有枫柏数株，秋来霜红雾紫，点缀成林，影醉夕阳，鲜艳夺目。时携小艇，扶尊登桥吟赏，或得一二新句，出携囊红叶笺书之，临风掷水，泛泛随流，不知飘泊何所，幽情耿耿撩人。更于月夜

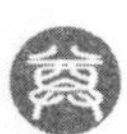

相对，露湿红新，朝烟凝望，明霞艳日，岂直胜于二月花也？西风起处，一叶飞向尊前，意似秋色怜人，令我腾欢豪举，兴薄云霄，翩翩然神爽哉！何红叶之得我邪？所患一朝枯朽，摧为爨桐[①]，使西冷秋色，色即是空，重惜不住色相，终为毕竟空也。谁能为彼破却生死大劫哉？他日因果，我当作伤时命以吊。

宝石山下看塔灯　保俶为省中第一高塔，七级燃灯，周遭百盏，星丸错落，辉煌烛天，极目高空，恍自九霄中下。灯影澄湖，水面又作一种色相，霞须滉荡，摇曳长虹，夜静水寒，焰射蛟窟。更喜风清湖白，光彩俨驾鹊桥，得生羽翰，便想飞步绳河[②]彼岸。忽闻钟磬，半空梵音，声出天上，使我欲念色尘，一时幻破，清净无碍。

满家巷赏桂花　桂花最盛处，惟两山龙井为多，而地名满家巷者，其林若墉[③]若栉[④]，一村以市花为业，各省取给于此。秋时策蹇入山看花，从数里外便触清馥。入径，珠英琼树，香满空山，快赏幽深，恍入灵鹫金粟世界。就龙井汲水煮茶，更得僧厨山蔬野蔌作供，对仙友大嚼，令人五内芬馥。归携数枝，作斋头伴寝，心情神逸，虽梦中之我，尚在花境。旧闻仙桂生自月中，果否？若问托根广寒，必凭云梯，天路可折，何为常被平地窃去？疑哉！

三塔基听落雁　秋风雁来，唯水草空阔处择为栖止。湖上三塔基址，草丰沙阔，雁多群呼下集，作解阵息所。携舟夜坐，时听争栖竞啄，影乱湖烟，宿水眠云，声凄夜月，基畔呖呖嘹嘹，秋声满耳，听之黯然。不觉一夜西风，使山头树冷浮红，湖岸露寒生白矣。此听不悦人耳，惟幽赏者能共之。若彼听鸡声而起舞，听鹃声而感变者，是皆世上有心人也，我则无心。

胜果寺月岩望月　胜果寺左，山有石壁削立，中穿一窦，圆若镜然。中秋月满，与隙相射，自窦中望之，光如合璧。秋时当与诗朋酒友赓和[5]清赏，更听万壑江声，满空海色，自得一种世外玩月意味。左为故宋御教场，亲军护卫之所，大内要地，今作荒凉僻境矣。何如镜隙，阴晴常满，万古不亏，区区兴废，尽入此石目中，人世搬弄，窃为冷眼偷笑。

水乐洞雨后听泉　洞在烟霞岭下，岩石虚豁，嵚岈[6]邃窈，山泉别流，从洞隙滴滴，声韵金石。且泉味清甘，更得雨后泉多，音之清泠，真胜乐奏矣。每到以泉沁吾脾，石漱吾齿，因思苏长公云："但向空山石壁下，受此有声无用之清流。"又云："不须写入薰风弦[7]，纵有此声无此耳。"我辈岂无耳哉？更当不以耳听以心听。

资岩山下看石笋　资岩在灵隐西壁，山下有石状若笋形，圆削卓立，高可百尺，巑岏[8]秀润，凌空插云。更喜四顾山峦，若层花吐萼，皱縠[9]迭浪，巍峨曲折，穿幽透深。林木合抱，皆自岩窦拔起，不土而生。旧传此山韫[10]玉，故腴润若此。但山石间水迹波纹，不知何为有之，亦不知有自何时，岂沧海

桑田说也？更爱前后石壁，唐宋游人题名甚多。进此有枫林坞，秋色变幻，种种奇观，窈窕崎岖，不胜腾涉矣。时当把酒鲸吞，倚云长啸，使山谷骇应，增我济胜之力数倍。

北高峰顶观海云 北高峰为湖山第一高处，绝顶环眺，目及数里。左顾澄湖，匣开妆镜，金饼晶莹；右俯江波，绳引银河，玉虬屈曲。前后城郭室庐，郊原村落，渺若片纸画图，鳞次黑白点点耳。雄哉，目中之观哉！时间日晷[11]将西，海云东起。恍见霄雾溟蒙[12]，朝烟霏拂[13]，泄泄[14]萦纡[15]，英英层叠，横截半空，溷[16]合无际，四野晚山，浮浮冥漠矣。即此去地千尺，离俗数里，便觉足蹑天风，着眼处不知家隔何地。矧吾生过客，原无挂碍，何为受彼世缘束缚，不作尘外遐想？

策杖林园访菊 菊为花之隐者，惟隐君子、山人家能艺之，故不多见，见亦难于丰美。秋来扶杖，遍访城市林园，山村篱落。更挈茗奴从事，投谒花主，相与对花谈胜，或评花品，或较栽培，或赋诗相酬，介酒相劝，擎怀坐月，烧灯醉花，宾主称欢，不忍执别。暮去朝来，不厌频过，此兴何乐？时乎东篱之下，菊可采也，千古南山，悠悠见之，何高风隐德，举世不见元亮？

乘舟风雨听芦 秋来风雨怜人，独芦中声最凄黯。余自河桥望芦，过处一碧无际，归枕故丘，每怀拍拍[17]。武林唯独山王江泾百脚村多芦。时乎风雨连朝，能独乘舟卧听，秋声远近，瑟瑟离离，芦苇萧森，苍苍蔌蔌，或雁落哑哑，或鹭飞濯濯，风逢逢而雨沥沥，耳洒洒而心于于[18]，寄兴幽深，放怀闲逸。舟中之人谓非第一出尘阿罗汉耶？避嚣炎而甘寥寂者，当如是降伏其心。

保俶塔顶观海日 保俶塔游人罕登其颠，能穷七级，四望神爽。初秋时，夜宿僧房，至五鼓，起登绝顶，东望海日将起，紫雾氤氲，金霞漂荡，亘天光彩，状若长横匹练，圆走车轮，或肖虎豹超骧[19]，鸾鹤飞舞，五色鲜艳，过目改观，瞬息幻化，变迁万状。顷焉阳谷吐火，千山影赤，金轮浴海，闪烁荧煌，火镜浮空，曈昽辉映，丹焰炯炯弥天，流光赫赫动地。斯时惟启明在东，晶丸灿烂，众星隐隐，不敢为颜矣。长望移时，令我目乱神骇，陡然狂呼，声振天表。忽听筹报鸣鸡，树喧宿鸟，大地云开，露华影白。回顾城市嚣尘，万籁滚滚生动，空中新凉逼人，凛乎不可留也。下塔闭息敛神，迷目尚为云霞眩彩。

六和塔夜玩风潮 浙江潮汛，人多从八月昼观，鲜有知夜观者，会昔焚修寺中，燃点塔灯，夜午月色横空，江波静寂，悠悠逝水，吞吐蟾光，自是一段奇景。顷焉风色陡寒，海门潮起，月影银涛，光摇喷雪，云移玉岸，浪卷轰雷，白练风扬，奔飞曲折，势若山岳声腾，使人毛骨欲竖。古云："十万军声半夜潮。"信哉！过眼惊心。因忆当年浪游，身共水天飘泊，随潮逐浪，不知几作泛泛中人。此际沉吟，

始觉利名误我不浅。遥见浪中数点浮沤，是皆南北去来舟楫。悲夫二字，搬弄人间，千古曾无英雄打破，尽为名利之梦，沉酣风波，自不容人唤醒。

①爨桐：爨，音 cuàn。作炊火的桐木。
②绳河：即银河。
③墉：城墙。
④栉：梳子、篦子等梳头用具。
⑤赓和：用别人诗歌原韵或题意作诗唱和。
⑥崦岈：音 hán yá，山谷幽深。
⑦薰风弦：指古雅的乐曲。《礼记·乐记》："昔者舜作五弦之琴，以歌南风。"《孔子家语·辩乐》："昔者舜弹五弦之琴，造南风之诗，其诗曰：'南风之薰兮，可以解吾民之愠兮；南风之时兮，可以阜吾民之财兮。'"
⑧巑岏：音 cuán wán。峻峭的山峰。
⑨縠：音 hú。古称质地轻薄纤细透亮、表面起绉的平纹丝织物为縠。《周礼》说："轻者为纱，绉者为縠。"
⑩榅：音 yùn，蕴藏。
⑪日晷：日影。
⑫溟蒙：小雨迷濛。
⑬霏拂：霏，飞扬；拂，掠过。霏拂，即飞掠而过。
⑭泄泄：音"亦亦"，缓缓飞翔的样子。
⑮萦纡：音 yíng yū，回旋曲折。
⑯溷：音 hùn，混乱。
⑰拍拍：形容词，满溢，更有强调意味。
⑱于于：安闲自适的样子。
⑲超骧：骧，音 xiāng。腾跃向前的样子。

四时调摄笺
冬卷

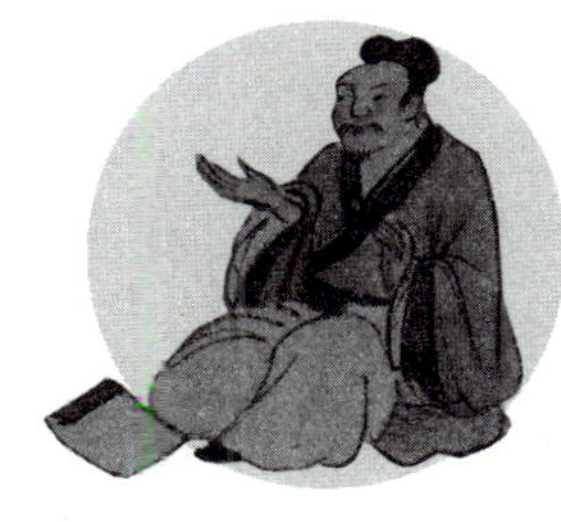

冬三月调摄总类

《礼记》曰："北方为冬，冬之为言中也。中者，藏也。"《管子》曰："阴气毕下，万物乃成。"《律志》曰："北方，阴也，伏也，阳伏于下，于时为冬。"蔡邕曰："冬者，终也，万物于是终也。日穷于次，月穷于纪，星回于天，数将几终。君子当审时节宣，调摄以卫其生。"

立冬，水相；冬至，水旺；立春，水休；春分，水废；立夏，水囚；夏至，水死；立秋，水殁；秋分，水胎，言水孕于金矣。

臞仙月占主疾

十月，立冬日忌北风，主殃六畜。

十一月，忌行夏令，主多疥疠之疾。

十二月，朔日忌西风，主六畜疫。忌行春令，主多痼疾。

冬月气数主属图

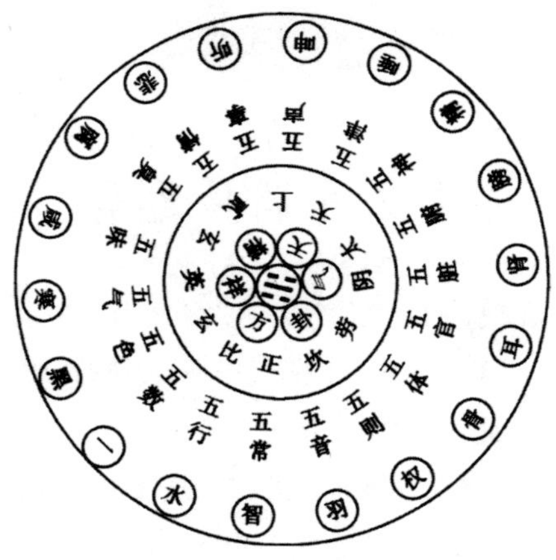

冬曰玄英、气黑而青英。玄冬、三冬、九冬、安宁。
天曰上天言时无事在上临下。
风曰寒风、劲风、严风、朔风、衰风、阴风。
景曰玄景、寒景。
时曰寒辰。
节曰严节。
鸟曰寒鸟、寒禽。
草曰寒卉、黄草。
木曰寒木、寒柯、素木、寒条。

肾神图

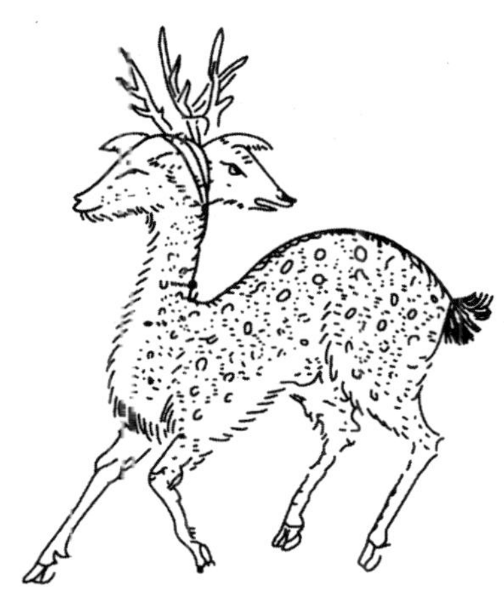

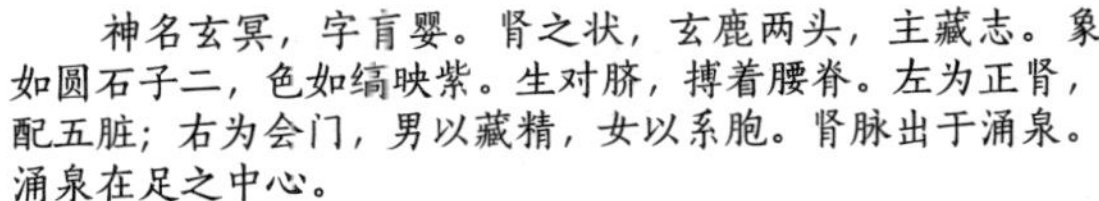

神名玄冥，字育婴。肾之状，玄鹿两头，主藏志。象如圆石子二，色如缟映紫。生对脐，搏着腰脊。左为正肾，配五脏；右为会门，男以藏精，女以系胞。肾脉出于涌泉。涌泉在足之中心。

肾脏冬旺论

《内景经》曰："肾属北方水，为黑帝。生对脐，附腰脊，重一斤一两，色如缟映紫。主分水气，灌注一身，如树之有根。左曰肾，右名命门，生气之腑，死气之庐。守之则存，用之则竭。为肝母，为肺子，耳为之官。天之生我，流气而变谓之精，精气往来谓之神。神者，肾藏其情智。左属壬，右属癸，在辰为子亥，在气为吹，在液为唾，在形为骨。久立伤骨，为损肾也。应在齿，齿痛者，肾伤也。经于上焦，荣于中焦，卫于下焦。肾邪自入则多唾，膀胱为津液之腑，荣其发也。”《黄庭经》曰：“肾部之宫玄阙圆，中有童子名十玄，主诸脏腑九液源，外应两耳百液津。”其声羽，其味咸，其臭腐。心邪入肾则恶腐。凡丈夫六十，肾气衰，发变齿动，七十形体皆困，九十肾气焦枯，骨痿而不能起床者，肾先死也。肾病则耳聋骨痿，肾合于骨，其荣在髭。肾之外应北岳，上通辰星[①]之精。冬三月，存辰星之黑气，入肾中存之。人之骨疼者，肾虚也；人之齿多龃[②]者，肾衰也；人之齿堕者，肾风也；人之耳痛者，肾气壅也；人之多欠者，肾邪也；人之腰不伸者，肾乏也，人之色黑者，肾衰也；人之容色紫而有光者，肾无病也；人之骨节鸣者，肾羸也。肺邪入肾则多呻。肾有疾，当吹以泻之，吸以补之。其气智，肾气沉滞，宜重吹则渐通也。肾虚则梦入暗处，见妇人、僧尼、龟鳖、驼马、旗枪、自身兵甲，或山行，或溪舟。故冬之三月，乾坤气闭，万物伏藏，君子戒谨，节嗜欲，止声色，以待阴阳之定。无竞阴阳，以全其生，合乎太清[③]。

①辰星：水星的古称。又作安调、细极、熊星、钩星、免星、司农。七曜五星之一。星占家说它秉北方

水德之精，司冬，主刑狱。
②龃：音jǔ，牙齿不齐。
③太清：道家指天道，即物类顺应自然之理。

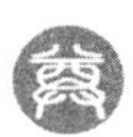

相肾脏病法

肾热者，颐赤。肾有病，色黑而齿槁，腹大体重，喘咳汗出，恶风。肾虚则腰中痛。肾风之状，颈多汗，恶风，食欲下，隔塞不通，腹满胀，食寒则泄，在形黑瘦。肾燥，急食辛以润之。肾病坚，急食咸以补之，用苦以泻之。无犯热食，无着暖衣。肾病，脐下有动气，按之牢若痛，苦食不消化，体重骨疼，腰膝膀胱冷痛，脚疼或痹，小便余沥，疝瘕所缠，宜服肾气丸。

肾气丸　干地黄一两　薯蓣一两　牡丹皮六钱　泽泻七钱　山茱萸七钱　茯苓六钱　桂心五钱　附子小便炮制，四两

上捣为末，蜜丸，桐子大。空心酒下三四十丸，日再服。

修养肾脏法

当以冬三月，面北向，平坐，鸣金梁[①]七，饮玉泉三，更北吸玄宫之黑气[②]入口，五吞之，以补吹之损。

注

①金梁：道家气功术语。即指上下牙齿。
②玄宫之黑气：指北方之生气。

六气治肾法

治肾脏吐纳用吹法，以鼻渐长引气，以口吹之。肾病，用大吹三十遍，细吹十遍，能除肾家一切冷气、腰疼、膝冷沉重，久立不得，阳道衰弱，耳内虫鸣及口内生疮。更有烦热，悉能去之。数数吹去，相继勿绝，疾瘥则止，过多则损。

肾脏导引法冬三月行之

可正坐，以两手耸托，右引胁三五度，又将手返着膝挽肘，左右同捩身三五度，以足前后踏，左右各数十度。能去腰肾风邪积聚。

黄帝制护命茯苓丸

黄帝曰："冬三月宜服何药？"岐伯曰："当服茯苓丸，主男子五劳七伤，两目迎风泪出，头风项强，回转不得，心腹胀满，上连胸胁，下引腰背，表里彻痛，喘息不得，饮食咳逆，面黄痿瘦，小便淋漓，阴痿不起，临炉[①]不举，足肿腹痛，五心烦热，身背浮肿，盗汗不绝，四肢拘挛，或缓或急，梦寐惊悸，呼吸气短，口干舌燥，状如消渴，急于喜怒，呜咽悲愁，此方治之。

茯苓　山药　肉桂　山茱萸　巴戟　白术　牛膝　菟丝子各一两　干姜　细辛　防风　柏子仁　泽泻　牡丹皮各五钱　附子童便煮三次，用一两一个的妙

上为细末，蜜丸，桐子大。空心盐汤服七丸，日再服。”

注

①炉：指身。《下丹法品》：“以身为炉。”

冬季摄生消息论

冬三月，天地闭藏，水冰地坼，无扰乎阳，早卧晚起，以待日光。去寒就温，勿泄及肤，逆之肾伤，春为痿厥，奉生者少。斯时伏阳在内，有疾宜吐，心膈多热，所忌发汗，恐泄阳气故也。宜服酒浸补药，或山药酒一二杯，以迎阳气。寝卧之时，稍宜虚歇[1]，宜寒极方加绵衣，以渐加厚，不得一顿便多，惟无寒即已，不得频用大火烘炙，尤为损人。手足应心，不可以火炙手，引火入心，使人烦躁。不可就火烘炙食物。冷药不治热极，热药不治冷极，水就湿，火就燥耳。饮食之味，宜减咸增苦，以养心气。冬

月肾水味咸，恐水克火，心受病耳，故宜养心。宜居处密室，温暖衣衾，调其饮食，适其寒温。不可冒触寒风，老人尤甚，恐寒邪感冒，多为嗽逆、麻痹、昏眩等疾。冬月阳气在内，阴气在外，老人多有上热下冷之患，不宜沐浴。阳气内蕴之时，若加汤火所通，必出大汗。高年骨肉脆薄，易于感动，多生外疾，不可早出，以犯霜雪。早起服醇酒一杯以御寒，晚服消痰凉膈之药，以平和心气，不令热气上涌。切忌房事，不可多食炙煿、肉面、馄饨之类。

《云笈七签》云："冬月夜卧，叩齿三十六通，呼肾神名以安肾脏，晨起亦然。"《书》云："冬时，忽大热作，不可忍受，致生时患，故曰：冬伤于汗，春必温病。神名玄真。"

又云："大雪中跣足[②]做事，不可便以热汤浸洗。触寒而回，寒若未解，不可便吃热汤热食，须少顷方可。"

《金匮要略》曰："冬夜伸足卧，则一身俱暖。"

《七签》曰："冬夜卧，被盖太暖，睡觉即张目吐气，以出其积毒，则永无疾。"

又曰："冬卧头向北，有所利益。宜温足冻脑。"

"冬夜漏长，不可多食硬物并湿软果饼。食讫，须行百步摩腹法，摇动令消，方睡。不尔，后成脚气。"

《本草》云："惟十二月可食芋头，他月食之发病。"

《千金方》曰："冬三月宜服药酒一二杯，立春则止。终身常尔，百病不生。”

《纂要》曰：“钟乳酒方，服之补骨髓，益气力，逐寒湿。其方：用地黄八两，巨胜子一升，熬捣烂。牛膝四两，五加皮四两，地骨皮四两，桂心二两，防风二两，仙灵皮三两。钟乳粉五两，甘草汤浸三日，更以牛乳一碗，将乳石入瓷瓶浸过，于饭上蒸之。乳尽倾出，暖水淘尽碎研。右诸药为中末，用绢囊盛浸好醇酒三斗坛内，五日后可取服之。十月初一日服起，至立春日止。”

“冬气寒，宜食黍，以热性治其寒，禁炙饮食并火焙衣服。”

“冬三月，六气十八候皆正养脏之令，人当闭精塞神，以厚敛藏。”

《琐碎录》曰：“冬月勿以梨搅热酒饮，令人头旋，不可支吾[③]。”

《金匮要略》曰：“冬三月，勿食猪羊等肾。”

《七签》曰：“冬夜不宜以冷物铁石为枕，或焙暖枕之，令人目暗。”

《本草》曰：“冬月不可多食葱，令人发疾。”

①虚歇：半卧休息。

②跣足：跣，音 xiǎn。赤足。

③支吾：支持，支撑。

冬三月合用药方

陈橘丸 治大肠风燥气秘等疾。

陈橘皮去白，一两 槟榔五钱 木香五钱 羌活五钱 青皮五钱 枳壳麸炒，五钱 不蛀皂角两挺，去皮酥炙黄 郁李仁去皮尖炒黄，一两 牵牛炒，二两

上为末，研细，蜜丸，如桐子大。每服二十丸，食前姜汤下，未利，加至三十丸，以大便通利为度。

搜风顺气牵牛丸 治热涌滞不快，大肠秘结，热毒生疮。

牵牛二两，饭蒸 木通一两 青橘一两，去穰[1] 桑皮一两 赤芍一两，炒 木香五钱

上为末，蜜丸，桐子大。酒下十五丸，至二十丸止。妇人血气，醋汤下。

解老人热秘方 大附子一个八九钱重者，烧过存性，研为末，每服一钱，热酒下。

①穰：音 ráng，同“瓤”。

太上肘后玉经八方

☰ 乾卦西北 天地父母七精散

竹实三两，九蒸九曝，主水气日精 地肤子四两，

太阴之精，主肝明目　**黄精**四两，戊己之精，主脾脏　**蔓菁子**三两，九蒸九晒，主邪鬼，明目　**松脂**三两，炼令熟，主风狂脾湿　**桃胶**四两，五木之精，主鬼忤　**巨胜**五两，五谷之精，九曝

上为末，炼蜜为丸。每服二三十丸，妙不可述。

☵　坎卦正北　南狱真人赤松子枸杞煎丸

枸杞子根三十斤，取皮，九蒸九曝，捣为粉。取根骨清水煎之，添汤煮，去渣熬成膏，和粉为丸，桐子大。每服三五十丸，寿增无算。

十月事宜

《孝经纬》曰："霜降后十五日，斗指乾，为立冬。冬者，终也，万物皆收藏也。后十五日，斗指亥，为小雪。天地积阴，温则为雨，寒则为雪。时言小者，寒未深而雪未大也。律应钟，钟者，动也，言物应阳而动下藏也。辰亥，亥者，劾[①]也，言时阴气劾杀万物也。"《西京杂记》曰："十月为正阴，曰阴月。"《纂要》曰"上冬"。

"是月天道南行，作事出行宜正南方，吉。不宜用亥日，犯月建，不吉。"

"十六日天仓开，宜入山修道。"

又曰："初十日、十三日宜拔白。"

《五行书》曰："是月亥日食饼，令人无病。"

是月宜进枣汤，其方取大枣去皮核，于文武火

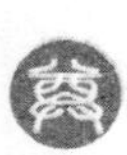

上反复焙香，然后泡作汤服。

《摄生图》曰："初一日宜修成福斋。初五日修三会斋，勿行谴责。"

《四时纂要》："逐瘟方：地黄八两，巨胜子一升，二物熬烂。牛膝、五加皮、地骨皮各四两，官桂、防风各二两，仙灵脾三两，用牛乳五两，同甘草汤浸三日，以半升同乳拌仙灵脾，磁瓶盛入炊食上蒸之，待其牛乳尽出，方以暖水淘净，碎如麻豆，同前药细锉，入布袋盛之，浸于二斗酒中。五月后取看，味重取去药渣。十月朔饮至冬至日止。忌葱蒜臭物。"

"决明子，主治青盲，目淫肤赤、白膜、痛泪，又疗唇口青色。十月十日采，阴干，百日可服。"

又云："是月取枸杞子，清水洗净，沥干研烂，以细布袋盛，榨出汁水，去渣，慢火熬膏，勿令粘底。候少稠，即以瓦器盛之，蜡纸密封，勿令透气。每朝酒调一二匙服之，夜卧再服。百日轻身壮气，耳目聪明，须发乌黑。"

"冬三月，戊寅、己卯、癸酉、辛巳、丁亥及壬丙戊癸，宜炼丹药。"

是月宜服枣汤、钟乳酒、枸杞膏、地黄煎等物，以养和中气。方俱在前。

《云笈七签》曰："十月十四日，取枸杞煎汤沐浴，令人光泽不病。初一日十八日并宜沐浴，吉。"

"冬至日阳气归内，腹宜温暖，物入胃易化。"

《修真指要》曰："十五日下元吉辰，可修谢过斋。”

《经验方》：“是月上亥日，采枸杞子二升，采时面东，再捣生地黄汁三升，以好酒五升同搅匀，三味共收磁瓶内，封密三重，浸二十一日，安置。立春前三日，每寻空心饮一杯，至立春后，须发皆黑，补益精气，轻身无比。忌食萝卜。”

《太清草木方》云：“槐子乃虚星[②]之精，是月上巳日，采而吞之，每服二十一粒。去百病，长生通神。”

“是月宜食芋，无碍。”

①劾：音hé，检举，揭发。

②虚星：北方星宿。此指北方，五行属水。

十月事忌

“是月初一、十四日，忌裁衣交易。”

《白云忌》：“十月忌食猪肉，发宿气。且亥为猪肖，宜忌之，人能终身忌之，其有益于人自多，《本草》考之可见。”

《千金方》：“十月勿食椒，伤血脉。勿食韭，令人多涕唾。勿食霜打熟菜，令人面上无光。勿食獐肉，动气。勿食猪肾，十月肾旺也，不令死气入肾。”

又曰：“是月夫妇戒同寝，忌纯阴用事。”

"是月勿戴暖帽，使脑受冻，则无眩晕之疾。"

《法天生意》云："十月初四，勿责罚人，故刑官是日罢刑，大忌。"

"是月二十五日，不宜问疾。"

"是月初一日为民岁腊，十五日为下元，二日戒夫妇入房。"

"二十日忌远行。"

十月修养法

孟冬之月，天地闭藏，水冻地坼。早卧晚起，必候天晓，使至温畅，无泄大汗，勿犯冰冻雪积，温养神气，无令邪气外入。卦坤，坤者，顺也，以服健为正，故君子当安于正以顺时也。生气在西，坐卧宜向西方。

孙真人《修养法》曰："十月心肺气弱，肾气强盛，宜减辛苦以养肾气。毋伤筋骨，勿泄皮肤，勿妄针灸，以其血涩，津液不行。十五日宜静养获吉。"

《内丹秘要》曰："玄阴[①]之月，万物至此归根复命，喻我身中阴符穷极，寂然不动，反本复静。此时塞兑[②]垂帘，以神光下照于坎宫[③]，当夜气未央，凝神聚气，端坐片时，少焉，神气归根，自然无中生有，积成一点金精。盖一人之一身，元气亦有升降，子时生于肾中，此即天地一阳初动，感而遂通，乃复卦也。自此后，渐渐升至泥丸[④]，午时自泥丸下降于心，戌亥归于腹中。此即天地六阴穷极，百虫闭关，草木归根，寂然不动，乃坤卦也。静极复动，循环无端，其至妙又在坤复之交，一动一静之间，即亥末子初之时。《阴符经》曰：“自然之道静，故天地万物生。”养生者当顺其时而行，坤、复二卦之功，正在十月之间。”

注

①玄阴：指冬天。
②兑：孔穴。
③坎宫：指丹田。
④泥丸：指脑。

《灵剑子》导引法

以两手相叉，一脚踏之，去腰脚拘束，肾气冷痹，膝中痛诸疾。

又法：正坐，伸手指缓拘脚指五七度，治脚气，诸风注气，肾脏诸毒气，远行脚痛不安，并可治之，常行最妙。

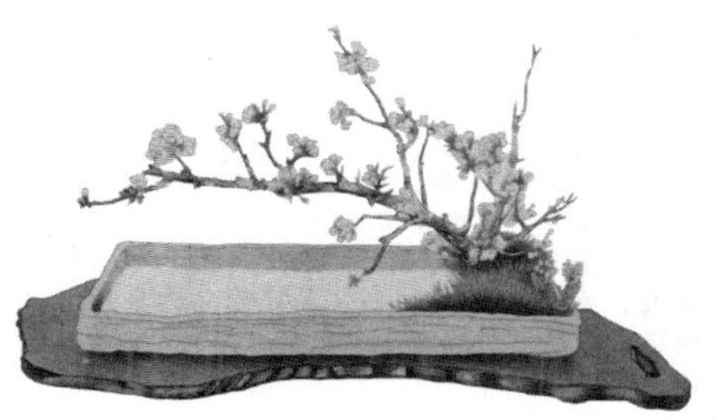

陈希夷孟冬二气导引坐功图势

立冬十月节坐功图

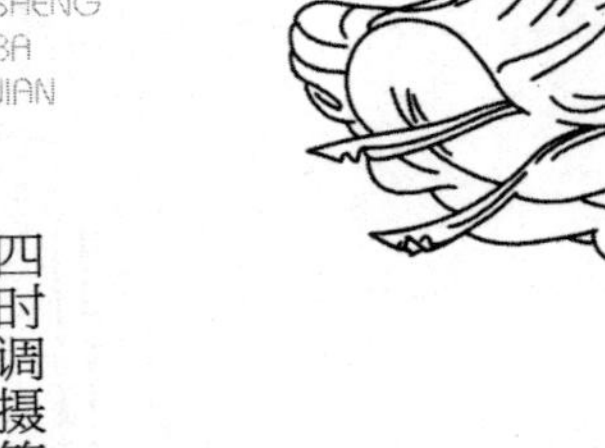

运主阳明五气。

时配足厥阴肝风木。

坐功：每日丑寅时，正坐，一手按膝，一手挽肘，左右顾，两手左右托三五度，吐纳叩齿咽液。

治病：胸胁积滞虚劳邪毒，腰痛不可俛仰，嗌干，面尘脱色，胸满呕逆，飧泄，头痛，耳无闻，颊肿，肝逆面青，目赤肿痛，两胁下痛引小腹，四肢满闷，眩冒，目瞳痛。

小雪十月中坐功图

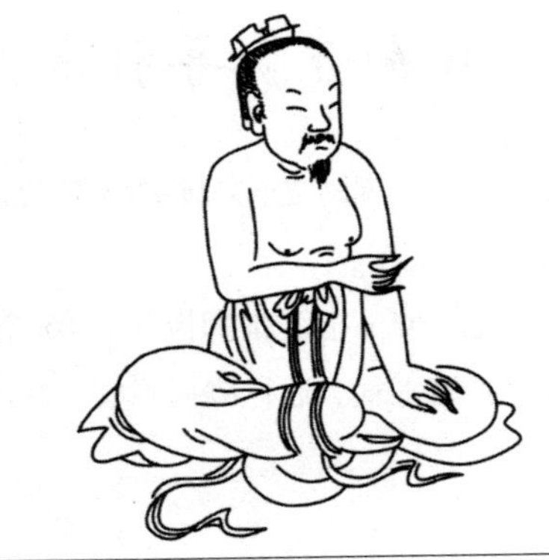

运主太阳终气。

时配足厥阴肝风木。

坐功：每日丑寅时，正坐，一手按膝，一手挽肘，左右争力各三五度，吐纳叩齿咽液。

治病：脱肘风湿热毒，妇人小腹肿，丈夫㿉疝狐疝，遗溺闭癃，血睾，肿睾，疝，足逆寒，胻善瘈，节时肿，转筋阴缩，两筋挛，洞泄，血生胁下，喘，善恐，胸中喘，五淋。

十一月事宜

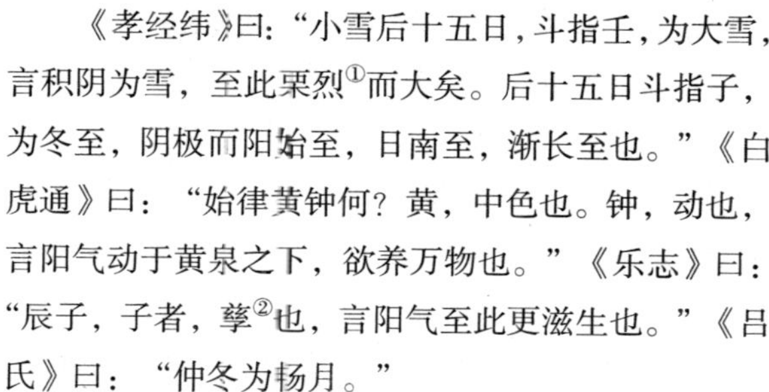

《孝经纬》曰："小雪后十五日，斗指壬，为大雪，言积阴为雪，至此栗烈[①]而大矣。后十五日斗指子，为冬至，阴极而阳始至，日南至，渐长至也。"《白虎通》曰："始律黄钟何？黄，中色也。钟，动也，言阳气动于黄泉之下，欲养万物也。"《乐志》曰："辰子，子者，孳[②]也，言阳气至此更滋生也。"《吕氏》曰："仲冬为畅月。"

《月纂》："天道东南行，作事出行宜向东南，吉。"

"冬至日，阳气归内，腹中热，物入胃易消化。"

《纂要》曰："共工氏子不才，以冬至日死，为疫鬼，畏赤小豆，是日以赤小豆煮粥厌[③]之。"

《月令》曰："君子斋戒慎处，必检身心。身欲宁，去声色，禁嗜欲，安形性，事欲静，以待阴阳之所定。凡此以微阳方生，阴未退，听阴阳相争而未定，故君子当斋戒以待之。凡事与夏至同。此又当谨之至者，彼只止言节，此只却言禁，盖仲夏之阴犹微，而此时之阴犹盛。阴微则盛阳未至于甚伤，阴盛则微阳当在于善保。故坤复之月宜静摄为最。"

《七签》曰："是月初十日，取枸杞叶煎汤洗浴，至老光泽。十五、十六日，俱宜沐浴。"

《千金月令》曰："是月可服补药，不可饵大热之药，宜早食，宜进宿熟之肉。"

又曰:“至日，于北壁下厚铺草而卧，以受元气。”

《纂要》曰：“是月初十日，宜拔白发。”

《五经通义》曰:“至后阳气始萌，阴阳交精，万物始成，气微在下，不可动泄。”

《保生心鉴》曰：“子月，火气潜伏闭藏，以养其本然之真，而为来春发生升动之本。此时若戕贼[4]之，至春升之际，下无根本，阳气轻浮，必有温热之病。”

《简易方》：“冬至日钻燧取火，可免瘟疫。”

《仙经》曰：“十一日天仓开，宜入山修道，修启福斋。”

《岁时杂记》:“至日，以赤小豆煮粥，合门食之，可免疫气。”

“冬至煎糖彩珠，戴一阳巾[5]。”

①栗烈：凛冽，寒风刺骨。
②孳：音 zī，滋生，繁殖。
③厌：镇伏。
④戕贼：戕，残也；贼，伤害。戕贼，即残害之意。
⑤一阳巾：冬至日戴的头巾。

十一月事忌

《纂要》曰：“是月勿食龟鳖肉，令人水病。勿食陈脯，勿食鸳鸯，令人恶心。勿食生菜，发宿疾。

勿食生韭，多涕唾。勿食黄鼠，损神气。勿食虾蚌带甲之物，勿食獐肉，动气。勿食火焙食物。”

《翰墨全书》曰：“是月二十五日，为掠剩大夫[1]忌，勿犯交姤[2]，凶。至后十日，夫妇当戒容止。”

《纂要》曰：“是月十二日、二十二日，忌裁衣交易。”

《千金翼》曰：“冬至后庚辛日，不可交合，大凶。”

又曰：“勿枕冷石铁物，令人目暗。”

又曰：“初四日，勿责谴下人，大忌。”

又曰：“十一日，不可沐浴，勿以火炙背。”

又曰：“勿食螺蛳螃蟹，损人志气，长尸虫。”

《云笈七签》曰：“二十日，不宜远行。二十三日，不可问疾。不用子日，犯月建，作事不吉。”

《礼仪志》曰：“至日钻燧取火，可止瘟病。是日勿多言，当闭关静坐，以迎一阳之生，不可用作。”

《云笈七签》曰：“仲冬肾气旺，心肺衰，宜助肺安神，调理脾胃。无乖其时，勿暴温暖，勿犯东南贼邪之风，令人多汗，腰脊强病，四肢不通。”

①掠剩大夫：职掌人类饮食之神。

②交姤：“姤”通“媾”，交媾即交合之意。

十一月修养法

仲冬之月，寒气方盛，勿伤冰冻，勿以炎火炙腹背，毋发蛰藏，顺天之道。卦复，复者，反也，阴动于下，以顺上行之义也。君子当静养以顺阳生。是月生气在戌，坐卧宜向西北。

孙真人《修养法》："是月肾脏正旺，心肺衰微，宜增苦味，绝咸，补理肺胃，闭关静摄，以迎初阳，使其长养，以全吾生。"

是月也，一阳来复，阳气始生，喻身中阳气初动，火力方微，要不纵不拘，温温柔柔，播施于鼎中。当拨动顶门[①]，微微挈之，须臾火力炽盛，逼出真铅。气在箕斗[②]东南之乡，火候造端[③]之地。

①顶门：即囟会穴，上星后一寸。
②箕斗：南箕和北斗，均为星宿名。
③造端：起始，发端。

《灵剑子》导引法

以一手托膝，反折一手抱头，前后左右为之，凡三五度。去骨节间风，宜通血脉，膀胱、肾脏之疾。

陈希夷仲冬二气导引坐功图势

大雪十一月节坐功图

运主太阳终气。

时配足少阴肾君火。

坐功：每日子丑时，起身仰膝，两手左右托，两足左右踏，各五七次，叩齿咽液吐纳。

治病：足膝风湿病毒气，口热舌干，咽肿上气，嗌干及肿，烦心心痛，黄疸肠澼，阴下湿，饥不欲食，面如漆，咳唾有血，渴喘，目无见，心悬如饥，多恐常若人捕等症。

冬至十一月中坐功图

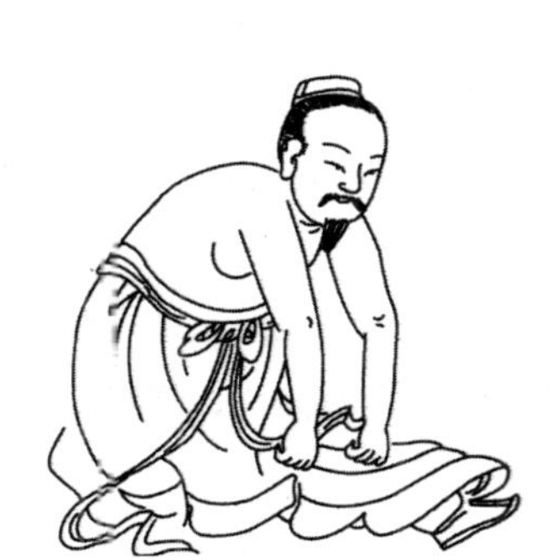

运主太阳终气。

时配足少阴肾君火。

坐功：每日子丑时，平坐，伸两足，拳两手按两膝，左右极力三五度，吐纳叩齿咽液。

治病：手足经络寒湿，脊股内后廉痛，足痿厥，嗜卧，足下热，脐痛，左胁下背肩髀间痛，胸中满，大小腹痛，大便痛，腹大颈肿 咳嗽，腰冷如冰及肿，脐下气逆，小腹急痛泄，下肿，足胻寒而逆，冻疮，下痢，善思，四肢不收。

十二月事宜

《孝经纬》曰:“冬至后十五日，斗指癸，为小寒。阳极阴生乃为寒，今月初寒尚少也。后十五日，斗指丑，为大寒，至此栗烈极矣。律大吕，吕者，拒也，言阳气欲出，阴拒之也。”《乐志》曰:“辰丑，丑者，纽也，言终始之际，以纽结为名也。”《纂要》曰:“十二月曰暮冬，曰杪冬、涂月、暮节、暮岁、穷稔、穷纪。”

《月纂》曰:“天道西行，作事出行，俱宜向西。不宜用丑日，犯月建，作事不吉。”

《墨子秘录》:“是月癸丑日造门，盗贼不能进。”

《琐碎录》曰:“腊月子日，晒荐席，能去蚤虱。”

又曰:“是月取猪脂四两，悬于厕中，入夏一家无蝇。”

“二十四日，床底点灯，谓之照虚耗[①]也。”

“二十四日，取鼠一头，烧在子地[②]上埋之，永无鼠耗。”

《本草图经》云:“取活鼠，用油煎为膏，敷汤火疮，灭瘢疵[③]，极良。”

《玄枢》曰:“除日[④]以合家头发烧灰，同脚底泥包投井中，咒曰:敕令我家眷属，竟年不害伤寒，辟却五瘟疫鬼。”

《七签》曰:“除夜枸杞汤洗浴，令人不病。初一、初二、初八、十三日、十五、二十日沐浴，去灾悔，吉。”

“除日，掘宅四角各埋一大石为镇宅，主灾异不起。”

“是日取圆石一块，杂以桃核七枚埋宅隅⑤，绝疫鬼。”

“除夜取椒二十一粒，勿与人言，投于井中，以绝瘟疫。”

“其夜，家奉神佛前，并主人卧室燃灯达旦，主家宅光明。攒火围炉，合家共坐，以助阳气。”

“除夜宜烧辟瘟丹，并家中所余杂药焚之，可辟瘟疫。可焚苍术。”方见五月。

《农桑撮要》曰：“腊八日，收鳜鱼烧存性，研细，用酒调服。治小儿斑疹不出，即发。更安悬厮上，不生虫。”

《法天生意》云：“初七、初十、十八、二十日，拔白发。”

又云：“除夜有行瘟使者降于人间，以黄纸朱书‘天行已过’四字贴于门额，吉。”

《便民要纂》曰：“大寒早出，含酥油于口中，则耐寒。”

《食物本草》云：“雪水甘寒，收藏能解天行时疫，一切热毒。”

“是月收雄狐胆，若有人暴亡未移时者，急以温水研灌些少，入喉中即活。移时，即无及矣。当预备之。”

"是月取青鱼胆阴干，如患喉闭及骨鲠者，以此胆少入口中，咽津即解。"

《家塾事亲》曰："是月取猪板油脂背阴挂，能治诸般疮疥，敷汤火良。"

又法：取猪脂一升，入磁瓮中，加鸡子白十枚，水银二钱，封瓮，埋亥地[⑥]上一百日，取治痈疽，极良。

又曰："是月，取皂角烧为末，留起，遇时疫，早起以井花水调一钱服之，效。"

《岁时杂记》："猎月，宜合茵陈丸料，时疫瘟瘴[⑦]、山峦瘴气等症。岭表[⑧]行客，可常随带。

茵陈四两　大黄五两　豉心五合，炒令香　恒山[⑨]三两　桃核仁三两炒　芒硝三两　杏仁三两，去皮尖　鳖甲二两，酒醋涂炙　巴豆一两，去皮、膜，去油，炒，另研

共为末，蜜丸，桐子大。初得时，三日内旦服五丸，或利或吐、汗。若否，再加一丸。久不觉，即以热汤饮促之。老小以意酌服。黄病痰癖，时气伤寒，痎疟发痫，服之无不瘥者。治瘴气如神，赤白痢亦效。春初一服，一年不病。收瓶，以腊封口，置燥处。忌食苋菜、芦笋。"

屠苏方　大黄十六铢　白术十五铢　桔梗十五铢　蜀椒十五铢，去目　桂心十八铢，去皮　乌头六铢，去皮、脐　菝葜[⑩]十二铢，一方加防风一两

上七味，㕮咀，红绢囊盛之，除日沉井中，至泥底。正月朔旦，取药囊置酒中，煎数沸，取起，

东向饮之，从小至大，一家无疫。以药渣投井中，每岁饮之，可长年无病。

《田家五行》云："十二月二十五日夜，煮赤豆粥合家食之，出外者留之，名曰口数粥，能祛瘟鬼。"

《负喧杂录》："是月二十四日，取井花水，平旦初汲者，浸乳香数块，至元旦五鼓，暖令温。从小饮乳香一豆大，咽水三口，则一年不染时疫。"

《多能鄙事》曰："是月取乌鸦一二只，入瓶泥封固，烧为末。治一切劳瘦、骨蒸、咳嗽。米饮调下二钱，良。"

《内景经》曰："腊八日修百福斋。二十八日修迎新斋。是月初六日天仓开，宜入山修道。"

《琐碎录》："腊月晨起，以蒸饼卷猪脂食之，终岁不生疮疥。久服肌体光泽。"

《法天生意》云："川乌炒黄，绢袋盛装酒浸，服少许，可疗头风。"

注

①照虚耗：民间的一种驱鬼术。虚耗，鬼名。
②子地：指北方。
③疵：音 cī，病。
④除日：即除夕。
⑤隅：音 yú，角落。
⑥亥地：西北偏北方。
⑦瘟癀：癀，音 huáng。瘟疫。
⑧岭表：即岭南。

⑨恒山：即常山。味苦、辛，性寒，有毒。截疟。
⑩菝葜：音bá qiā。甘、酸，平。可以祛风利湿，解毒消肿。

十二月事忌

《千金方》："是月勿食猪，脾旺在四季故耳。"

"是月勿歌舞，犯者凶。勿食生韭，勿食霜烂果菜，勿食蚌蟹鳖虾鳞虫之物，勿食獐肉，勿食牛猪豚肉，勿食生椒，勿食葵菜，大抵与十一月忌同。勿犯大雪，勿伤筋骨，勿妄针刺。"

《月忌》："二十一日，不可问疾。初七日，不宜水陆远行，凶。初九日、二十五日，忌裁衣交易。"

《琐碎录》曰："除夜勿嗔骂奴仆，并碎器皿，仍不可大醉。八日名王侯腊，忌夫妇入房。"

十二月修养法

季冬之月，天地闭塞，阳潜阴施，万物伏藏，去冻就温，勿泄皮肤大汗，以助胃气。勿甚温暖，勿犯大雪。宜小宣，勿大全补。众阳俱息，勿犯风邪，勿伤筋骨。卦临，临者，大也，以刚居中，为大亨而利于贞也。生气在亥，坐卧宜向西北。

孙真人曰："是月土旺，水气不行，宜减甘增苦，补心助肺，调理肾脏，勿冒霜雪，勿泄津液及汗。初三日，宜斋戒静居，焚香养道，吉。"

《灵剑子》导引法

以两手耸上，极力三五遍，去脾脏诸疾不安，依春法用之。

陈希夷季冬二气导引坐功图势

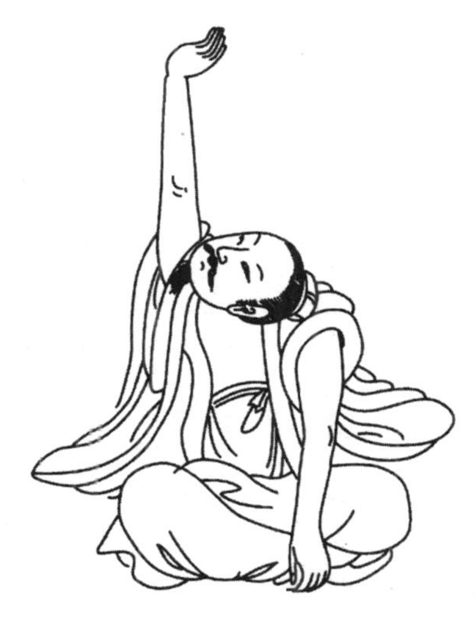

小寒十二月节坐功图

运主太阳终气。

时配足太阴脾湿土。

坐功：每日子丑时，正坐，一手按足，一手上托，挽首互换，极力三五度，吐纳叩齿嗽咽。

治病：荣卫气蕴食即呕，胃脘痛，腹胀，哕疟，食发中满，食减善噫，身体皆重，食不下，烦心，心下急痛，溏瘕泄，水闭黄疸，五泄注下五色，大小便不通，面黄口干，怠惰嗜卧，心下痞，苦善饥善味，不嗜食。

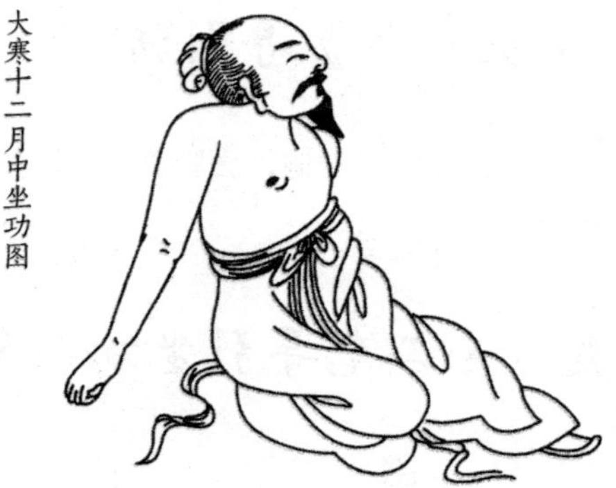

运主厥阴初气。

时配足太阴脾湿土。

坐功：每日子丑时，两手向后，踞床跪坐，一足直伸，一足用力，左右各三五度，叩齿漱咽吐纳。

治病：经络蕴积诸气，舌根强痛，体不能动摇，或不能卧，强立，股膝内肿，尻阴臑胻足皆痛，腹胀肠鸣，飧泄不化，足不收行，九窍不通，足胻肿若水胀。

冬时逸事

腊八日粥　腊月八日，东京作浴佛会，以诸果品煮粥，谓之腊八粥，吃以增福。

灶中点灯　都人以酒糟抹于灶门之上，谓之醉司命。点灯灶心，谓之照虚耗。

馈岁别岁　苏公诗云："为欢恐无具，假物不论货。富人事华靡，珠绣光翻坐。贫者愧不能，微贽[①]出舂磨。"言彼此相送产物，以为馈岁。又子瞻诗云："人行犹可复，岁行那可追？已逐东流水，赴海归无时。东邻酒初熟，西舍彘亦肥。且为一日欢，毋为穷年悲。”以酒相欢，谓之别岁。

守岁分岁 子瞻诗略云：“儿童强不睡，拍手夜欢哗。晨鸡且莫唱，更鼓畏惨挝。坐久灯烬落，起看北斗斜。明年岂无年，心事恐蹉跎。”故大小饮酒相欢，除夕坐以待旦，谓之守岁。范至能诗略云：“奉祠席撤夜未艾，饮福之余即分岁。地炉火暖苍术香，饤盘果饵如蜂房。小儿但喜新年至，头角长成添意气。老翁把杯心茫然，增年翻是减吾年。荆钗劝酒仍祝愿，但愿尊前且强健。”合室大小除夕叙饮欢宴，谓之分岁。

藏钩之戏 《风土记》：“腊日，叟妪各随其侪[②]，分为二曹，以较胜负。始于钩弋夫人[③]事也。”

火山香焰 隋主除夕设火山数十，焚沉香数车，香闻数十里。

砚炉暖盒 天宝间，有一砚炉，曲尽其巧。寒冬置砚炉[④]上，不冻。玄天罡女授张无颇暖金盒，寒时出此，一室暄热。

辟寒香 外国进香，大寒焚之，必减衣拒热。

却寒帘 咸通年，赐公主却寒之帘。

捏凤炭 杨国忠用炭屑捏成双凤，冬日暖于炉中，以白檀铺底，香霭一室。

炷暖香 云溪僧舍，冬月客至，焚暖香一炷，满室如春。故詹克爱诗云：“暖香炷罢春生室，始信壶中别有天。”

煮建茗 逸人王休与僧道交，冬月，取冰之精

莹者，烹建茗以供。

妓围肉阵 申王冬月，以妓密围坐侧以御寒。杨家选妾肥大者，行列于后，谓之遮风肉阵。

暖寒会 王元宝大雪时，令童仆扫雪，开具酒宴迎宾，谓之暖寒会。

三余足学 冬为岁余，故冬月可就问学。《汉书》东方朔云："三冬文史足。"

寻梅烹雪 孟浩然寻梅，陶毂烹雪，风致自佳。

书物候风 《左传》云："凡分至启闭，必书云物为备故也。"《灸经》曰："至日风从南来，名为虚贼，伤人。"

谐律度晷 冬至始，致八能之士[5]，以调律历。至日度晷景[6]，候钟律[7]，权土炭[8]，效阴阳也。

爱日履霜 《左传》曰："冬日可爱。"又曰："履霜坚冰，君子知戒。"

凿冰爨燧 《诗》云："一之日，凿冰冲冲。"《淮南子》曰："孟冬之月，招摇[9]指亥，爨松燧火。"

注

①贽：音 zhì，见面礼。

②侪：音 chái，同辈。

③钩弋夫人：汉武帝婕妤，汉昭帝之母。

④砚炉：文房用具，冬日暖砚可使墨汁不冻。

⑤八能之士：《小学绀珠·律历·八能》："调黄钟、调六律、调五音、调五声、调五行、调律历、调阴阳、调正德所行。"

⑥度晷景：度，量度；晷景，即晷影，指仪器上立表的投影。《晋书·鲁胜传》："以冬至之后，立晷测影，准度日月星。"

⑦候钟律：候，伺望。钟律，古代用来定音或候气的仪器，共十二律。

⑧权土炭：称量土和炭。古代于冬至、夏至用以测阴阳之气。

⑨招摇：星名，在北斗杓端，即北斗第七颗星。

高子冬时幽赏十二条

湖冻初晴远泛 西湖之水，非严寒不冰，冰亦不坚。冰合初晴，朝阳闪烁，湖面冰澌琼珠，点点浮泛。时操小舟，敲冰浪游，观冰开水路，俨若舟引长蛇，晶莹片片堆叠。家僮善击冰爿[①]，举手铿然，声溜百步，恍若星流，或冲激破碎，状飞玉屑，大快寒眼，幽然此兴，恐人所未同。扣舷长歌，把酒豪举，觉我阳春满抱，白雪知音，忘却冰湖雪岸之为寒也。旧闻戒涉春冰，胸中不抱惧心，又何必以涉冰为戒？

雪霁[②]策蹇寻梅 画中春郊走马，秋溪把钓，策蹇寻梅，莫不以朱为衣色，岂果无为哉？似欲妆点景象，与时相宜，有超然出俗之趣。且衣朱而游者，亦非常客．故三冬披红毡衫，裹以毡，跨一黑驴，秃发童子挈尊相随。踏雪溪山，寻梅林壑，忽得梅花数株，便欲傍梅席地，浮觞剧饮，沉醉酣然，

梅香扑袂，不知身为花中之我，亦忘花为目中景也。然寻梅之蹇，扣角之犊，去长安车马，何凉凉卑哉？且为众嗤，究竟幸免覆辙。

三茅山顶望江天雪霁　三茅乃郡城内山高处，襟带江湖，为胜览最欢喜地。时乎积雪初晴，疏林开爽，江空漠漠寒烟，山回重重雪色。江帆片片，风度银梭，村树几家，影寒玉瓦。山径人迹板桥，客路车翻缟带。樵歌冻壑，渔钓冰蓑。目极去鸟归云，感我远怀无际。时得僧茶烹雪，村酒浮香，坐傍几树梅花，助人清赏更剧。

西溪道中玩雪　往年因雪霁，偶入西溪，何意得见世外佳景。日虽露影，雪积未疏，竹眠低地，山白排雪，风回雪舞，扑马嘶寒，玉堕冰柯，沾衣生湿。遥想梅开万树，目乱飞花，自我人迹远来，踏破瑶街十里，生平快赏，此景无多。因念雪山苦行，妙果以忍得成，吾人片刻冲风，更想护炉醉酒，噫，恣欲甚矣！虽未能以幽冷摄心，亦当以清寒炼骨。

山头玩赏茗花　两山种茶颇蕃，仲冬花发，若月笼万树，每每入山寻茶胜处，对花默共色笑，忽生一种幽香，深可人意。且花白若剪云绡，心黄俨抱檀屑，归折数枝，插觚为供，枝梢苞萼，颗颗俱开，足可一月清玩。更喜香沁枯肠，色怜青眼，素艳寒芳，自与春风姿态迥隔。幽闲佳客，孰过于君？

登眺天目绝顶　武林万山，皆自天目分发，故《地铃》有“天目生来两乳长”偈。冬日木落，作天目看山之游。时得天气清朗，烟云净尽，扶策蹑巅，四望无际。两山东引，高下起伏，屈曲奔腾，隐隐到江始尽，真若龙翔凤舞。目极匹练横隔，知为钱塘江也。外此茫茫，是为东海。几簇松筠，山僧指云："往宋王侯废冢。"噫！山川形胜，千古一日，曾无改移，奈何故宫黍离[3]，陵墓丘壑，今几变迁哉？重可慨也。

山居听人说书 老人畏寒，不涉世故，时山居曝背，茅檐看梅初放，邻友善谈，炙糍共食，令说宋江最妙回数，欢然抚掌，不觉日暮。吾观道左丰碑，人间铭颂，是亦《水浒传》耳，岂果真实不虚故说？更惜未必得同此传，世传人口。

扫雪烹茶玩画 茶以雪烹，味更清冽，所谓半天河水是也。不受尘垢，幽人啜此，足以破寒。时乎南窗日暖，喜无觱发[4]恼人，静展古人画轴，如《风雪归人》《江天雪棹》《溪山雪竹》《关心雪运》等图，即假对真，以观古人摹拟笔趣。要知世景画图，俱属造化机局，即我把图，是人玩景，对景观我，谓非我在景中？千古尘缘，孰为真假，当就图画中了悟。

雪夜煨芋谈禅 雪夜偶宿禅林，从僧拥炉，旋摘山芋，煨剥入口，味较世中美甚，欣然一饱。因问僧曰："有为是禅，无为是禅，有无所有，无非所无，是禅乎？"僧曰："子手执芋是禅，更从何问？"余曰："何芋是禅？"僧曰："芋在子手，

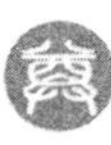

有耶？无耶？谓有何有？谓无何无？有无相灭，是为真空非空，非非空空无所空，是名曰禅。执空认禅，又着实相，终不悟禅。此非精进力到，得慧根缘，未能顿觉。子曷观芋乎？芋不得火，口不可食，火功不到，此芋犹生。须火到芋熟，方可就齿舌消灭。是从有处归无，芋非火熟，子能生嚼芋乎？芋相终在不灭，手芋嚼尽，谓无非无，无从有来，谓有非有，有从无灭。子手执芋，今着何处？”余时稽首慈尊，禅从言下唤醒。

山窗听雪敲竹　飞雪有声，惟在竹间最雅，山窗寒夜，时听雪洒竹林，淅沥萧萧，连翩瑟瑟，声韵悠然，逸我清听。忽尔回风交急，折竹一声，使我寒毡增冷。暗想金屋人欢，玉笙声醉，恐此非尔所欢。

除夕登吴山看松盆　除夕，惟杭城居民家户架柴燔燎，火光烛天，挝鼓鸣金，放炮起火，谓之松盆。无论他处无敌，即杭之乡村，亦无此胜。斯时抱幽趣者，登吴山高旷，就南北望之，红光万道，炎焰火云，巷巷分岐，光为界隔。聒耳声喧，震腾远近，触目星丸，错落上下，此景是大奇观。幽立高空，俯眺嚣杂，觉我身在上界。

雪后镇海楼观晚炊　满城雪积，万瓦铺银，鳞次高低，尽若堆玉。时登高楼凝望，目际无痕，大地为之片白。日暮晚炊，千门青烟四起，缕缕若从玉版纸中，界以乌丝阑画，幽胜妙观，快我冷眼。

恐此景亦未有人知得。

注

①爿：音pán，劈开成片的木柴。

②霁：音jì，雨雪停止，天放晴。

③黍离：西周亡后，周大夫经过故宗庙宫室，尽为禾黍，彷徨不忍去，作诗寄情。后用来作感慨亡国，触景生情之词。

④觱发：音bì bó，风寒冷。

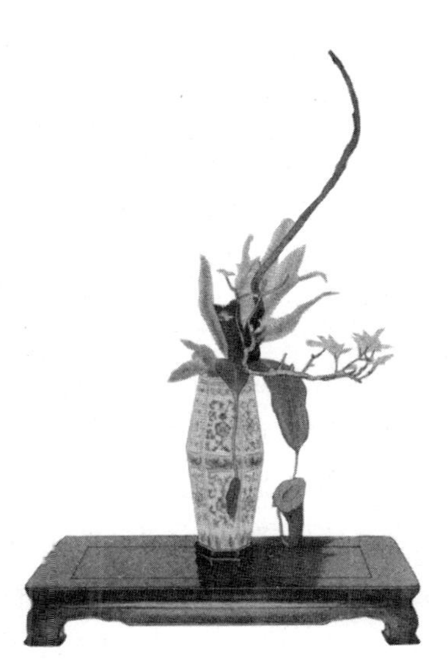

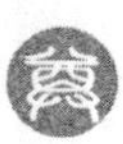

饮馔服食[①]笺
上卷

高子曰："饮食，活人之本也。是以一身之中，阴阳运用，五行相生，莫不由于饮食。故饮食进则谷气充，谷气充则血气盛，血气盛则筋力强。脾胃者，五脏之宗，四脏之气皆禀于脾，四时以胃气为本。由饮食以资气，生气以益精，生精以养气，气足以生神，神足以全身，相须以为用者也。人于日用养生，务尚淡薄，勿令生我者害我，俾五味得为五内贼，是得养生之道矣。余集首茶水，次粥糜、蔬菜，薄叙脯馔醇醴、面粉糕饼果实之类，惟取实用，无事异常。若彼烹炙生灵，椒馨珍味，自有大官之厨，为天人之供，非我山人所宜，悉屏[②]不录。其他仙经服饵，利益世人，历有成验诸方，制而用之有法，神而明之在人，择其可饵，录之以为却病延年之助。惟人量己阴脏阳脏之殊，乃进或寒或热之药，务令气性和平，嗜欲简默，则服食之力，种种奏功。设若六欲方炽，五官失调，虽饵仙方，终落鬼籍，服之果何益哉？识者当自商榷。编成笺曰《饮馔服食》。

①饮馔服食：饮，饮料。馔，食物。饮馔，泛指饮食。服食，也称服饵，指服食丹药。

②屏：排斥，排除。

序古诸论

真人曰："脾能母养余脏，养生家谓之黄婆。司马子微教人存黄气，入泥丸，能致长生。太仓公言：'安谷过期，不安谷不及期。'以此知脾胃全固，百疾不生。江南一老人，年七十三岁，壮如少者。人问所养，无他术，平生不习饮汤水耳，常人日饮数升，吾日减数合，但只沾唇而已。脾胃恶湿，饮少胃强，气盛液行，自然不湿，或冒热远行，亦不念水。此可谓至言不烦。"

"食饮以时，饥饱得中，水谷变化，冲气融和，精血以生，荣卫以行，脏腑调平，神智安宁。正气充实于内，元真通会于外，内外邪沴[①]，莫之能干，一切疾患，无从而作也。"

"饮食之宜，当候已饥而进食，食不厌熟嚼；

仍候焦渴而引饮，饮不厌细呷。无待饥甚而食，食勿过饱；时觉渴甚而饮，饮勿太频。食不厌精细，饮不厌温热。”

太乙真人《七禁文》其六曰：“美饮食，养胃气。”彭鹤林曰：“夫脾为脏，胃为腑，脾胃二气，互相表里。胃为水谷之海，主受水谷，脾为中央，磨而消之，化为血气，以滋养一身，灌溉五脏。故修生之士，不可以不美其饮食。所谓美者，非水陆毕备，异品珍馐之谓也。要在乎生冷勿食，粗硬勿食。勿强食，勿强饮。先饥而食，食不过饱；先渴而饮，饮不过多。以至孔氏所谓‘食饐而餲[2]，鱼馁而肉败不食’等语。凡此数端，皆损胃气，非惟致疾，亦乃伤生。欲希长年，此宜深戒。而亦养老奉亲，与观颐自养[3]者之所当知也。”

黄山谷云：“烂蒸同州[4]羔，灌以杏酪，食之以匕不以箸。南都[5]拨心面，作槐芽温淘[6]，糁以襄邑[7]抹猪。炊共城[8]香稻荐[9]以蒸子鹅。吴兴庖人，斫松江鲈鲙，继以庐山康王谷水，烹曾坑斗品[10]。少焉，解衣仰卧，使人诵东坡赤壁前后赋，亦足以一笑也。”此虽山谷之寓言，然想象其食味之美，安得聚之以奉老人旨甘？

①沴：音lì，灾害，伤害。

②食饐而餲：饐（yì），食物经久而腐臭。餲（ài），

食物变味。

③观颐自养：即颐养，保养。《易·颐》："颐，贞吉，养正则吉也。观颐，观其所养也。自求口实，观其自养也。"

④同州：今陕西大荔县。

⑤南都：今江苏南京市。

⑥槐芽温淘：温淘，面条之类的食物。槐芽温淘，疑作"槐芽冷淘"，今凉粉、凉面之类。

⑦襄邑：今河南睢县。

⑧共城：今河南辉县。

⑨荐：本指卧席，此处指草垫。

⑩曾坑斗品：曾坑，茶名，产于福建建安北苑苏氏园。斗品，最上等之茶。

东坡《老饕赋》云："庖丁鼓刀，易牙[①]烹熬，水欲新而釜欲洁，火恶陈而薪恶劳。九蒸暴而日燥，百上下而汤鏖[②]。尝项上之一脔，嚼霜前之两螯。烂樱珠之煎蜜，滃[③]杏酪之蒸羔。蛤半熟以含酒，蟹微生而带糟。盖聚物之夭美，以养吾之老饕。婉彼姬姜[④]，颜如李桃。弹湘妃之玉瑟，鼓帝子之云璈[⑤]。命仙人之萼绿华[⑥]，舞古曲之郁轮袍[⑦]。引南海之玻璃[⑧]，酌凉州之葡萄。愿先生之耆寿，分余沥于两髦[⑨]。候红潮于玉颊，惊暖响于檀槽[⑩]。忽累珠之妙曲，抽独茧之长缫[⑪]。悯手倦而少休，疑吻燥而当膏。倒一缸之雪乳[⑫]，列百柁之琼艘[⑬]。各眼滟于秋水，咸骨碎于春醪。美人告去，已而云散，先生方兀然而禅逃。响松风于蟹眼[⑭]，浮雪花于兔毫。先生一笑而起，渺

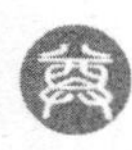

海阔而天高。”

注

①易牙：春秋齐桓公宠臣，长于烹调。此处比喻名厨。

②鏖：音 áo，久煎。

③滃：音 wěng，云气腾涌的样子。此处指蒸汽弥漫。

④姬姜：姿容美好的女子。

⑤云璈：璈，音 áo。云璈，又名“云锣”，古时一种由若干个固定音高的小铜锣组成的打击乐器。

⑥萼绿华：女仙名。此处指舞女。

⑦郁轮袍：古曲名。

⑧玻璃：即琉璃。

⑨两髦：髦，音 máo。古代少年儿童发式，头发梳理分于左右两边，垂至眉间。

⑩檀槽：檀木做的琵琶、琴等弦乐器上架弦的格子。此处指弦乐器。

⑪抽独茧之长缫：缫，抽理长丝。独茧长缫，形容歌声细柔。

⑫雪乳：白酒。

⑬琼艘：美酒。

⑭响松风于蟹眼：煎茶时水的变化和声音。蟹眼，水初泛时浮起的小气泡。

吴郡鲈鱼鲙。八九月霜下时，收鲈三尺以下，劈作鲙，浸洗，布包沥水令尽，散置盘内。取香柔花叶相间，细切，和脍拌令匀。霜鲈肉白如雪，且不作腥，谓之金齑[①]玉鲙，东南佳味。

《杂俎》曰：“名食有萧家馄饨[②]，漉去其汤不肥，可以瀹茗。庾宗粽子，白莹如玉。韩约作樱桃饆饠[3]，其色不变，能造冷胡突[4]，鲙鳢鱼臆，连蒸鹿獐皮，索饼[5]。将军曲良翰能为驴鬃驼峰炙[6]。"

何胤侈于味，食必方丈[7]，后稍去，犹食白鱼、鳝腊、糖蟹。钟岏（kāng）议曰："鳝之就腊，骤于屈伸；蟹之将糖，躁扰弥甚。仁人用意，深怀恻怛。至于车螯、蚶蛎，眉目内缺，惭浑沦[8]之奇；唇吻外缄，非金人之慎[9]。不荣不悴，曾草木不若；无声无臭，与瓦砾何异？故宜长充庖厨，永为口实。"

后汉茅容，字季伟，郭林宗曾寓宿焉。及明旦，容杀鸡为馔，林宗意为己设，既而容独以供母，自与林宗共蔬藿同饭。林宗因起拜之，曰："卿贤乎哉！"后竟以孝成德。

①齑：济也，与诸味相济而成。
②馄馄：馄，音 yùn。即馄饨。
③饆饠：音 bì luó，也作"毕罗"，有馅的面制食品。
④胡突：即糊涂，此处指粥糊。
⑤索饼：面条。
⑥驴鬃驼峰炙：用驴颈鬃部肉和驼峰制作的烤肉。
⑦食必方丈：进餐时案前食物有方丈之广。极言享用奢侈。
⑧浑沦：浑然一体。
⑨金人之慎：如铜铸之人那样缄默慎言。

《苕溪渔隐》曰："东坡于饮食，作诗赋以写

之，往往皆臻其妙，如《老饕赋》《豆粥诗》是也。”《豆粥诗》云：“江头千顷雪色芦，茅檐出没晨烟孤。地碓舂糠光似玉，沙瓶煮豆软如酥。我老此身无着处，卖书来问东家住。卧听鸡鸣粥熟时，蓬头曳履君家去。”又《寒具[①]诗》云：“纤手搓来玉数寻，碧油煎出嫩黄深。夜来春睡无轻重，压扁佳人缠臂金。”寒具，乃捻头也。出《刘禹锡嘉话》。过子[②]忽出新意，以山芋作玉糁羹，色香味皆奇绝。天酥陀[③]则不可知，人间绝无此味也。诗云：“香似龙涎仍酽白，味如牛乳更全清。莫将北海金齑鲙，轻比东坡玉糁羹。”诚斋《菜羹诗》亦云：“云子香抄[④]玉色鲜，菜羹新煮翠茸纤。人间脍炙无此味，天上酥陀恐尔甜。”

宋太宗命苏易简讲《文中子》，有杨素遗子食经“羹藜含糗”之说，上因问：“食品何物最珍？”对曰：“物无定味，适口者珍。臣止知齑汁为美。臣忆一夕寒甚，拥炉痛饮，夜半吻燥，中庭月明，残雪中覆一齑盂，连咀数根，臣此时自谓上界仙厨，鸾脯凤胎，殆恐不及。屡欲作《冰壶先生传》纪其事，因循未果也。”上笑而然之。

唐刘晏五鼓入朝，时寒，中路见卖蒸胡[⑤]处，热气腾辉，使人买，以袍袖包裙褶底啖，谓同列曰：“美不可言。”“此亦物无定味，适口者珍”之意也。

倪正父思云：“鲁直作《食时五观》，其言深切，可谓知惭愧者矣。余尝入一佛寺，见僧持戒者，每食先淡吃三口，第一，以知饭之正味。人食多以五味杂之，未有知正味者，若淡食，则本自甘美，初不假外味也。第二，思衣食之从来。第三，思农夫之艰苦。此则《五观》中已备其义。每食用此为法，极为简易。且先吃三口白饭，已过半矣，后所食者，虽无羹蔬，亦可自了，处贫之道也。"

王逢原《思归赋》云："吾父八十，母发亦素，尚尔为吏，敻焉[6]遐路。嗷嗷晨乌，其子反哺，我岂不如，郁其谁诉？惟秋之气，惨栗感人，日兴愁思，侧睇江滨。忆为童子，当此凛辰，百果始就，迭进其珍。时则有紫菱长腰，红芡圆实，牛心绿蒂之柿，独包黄肤之栗。青芋连区，乌桦五出[7]。鸭脚[8]受彩乎微核，木瓜镂丹而成质。青乳之梨，赪[9]壶之橘。蜂蛹腌鹾[10]，榠楂[11]渍蜜。膳馐则有䴔䴖[12]野雁，泽凫鸣鹑。清江之膏蟹，寒水之鲜鳞。冒以紫姜，杂以葵首。觞浮萸菊，俎荐菁韭。坐溪山之松篁，扫门前之桐柳。僮仆不哗，图书左右。或静默以终日，或欢颜以对友。信吾亲之所乐，安闾里其滋久。切切余怀，欲辞印绶，固非效渊明之褊心[13]，耻折腰于五斗。"

①寒具：即"馓（sǎn）子"，一种油炸的面品。寒食节禁火，常用以代餐，故名寒具，又叫捻头、环饼。

②过子：苏轼幼子。

③天酥陀：即天竺酥陀，指佛国美食。

④云子香抄：云子，即云子石，色白细长而圆，状如饭粒，传说为神仙服食之物。抄，用匙、箸抄

取食物。

⑤蒸胡：蒸饼。

⑥敻焉：敻（xiòng），远也。敻焉，遥远的样子。

⑦乌桦五出：乌桦（bēi），一种柿子，即现在的“油柿”，果实小，色青黑。出，花瓣的分歧。五出，即五瓣。

⑧鸭脚：指银杏，以其叶形似鸭脚，因此得名。

⑨赪：音 chēng，红色。

⑩鹾：音 cuó，盐。

⑪榠楂：一种乔木及其果实，略似苹果，果肉酸，可作蜜饯及胶水。

⑫䴔䴖：音 jiāo jīng，水鸟名，即池鹭。

⑬褊心：褊，音 biǎn。心胸狭窄。

茶泉类

论茶品 茶之产于天下多矣！若剑南有蒙顶、石花，湖州有顾渚、紫笋，峡州有碧涧、明月，邛州有火井、思安，渠江有薄片，巴东有真香，福州有柏岩，洪州有白露，常之阳羡，婺之举岩，丫山之阳坡，龙安之骑火，黔阳之都濡、高株，泸州之纳溪、梅岭。之数者，其名皆著。品第之，则石花最上，紫笋次之，又次则碧涧、明月之类是也。惜皆不可致耳。若近时虎丘山茶，亦可称奇，惜不多得。若天池茶，在谷雨前收细芽，炒得法者，青翠芳馨，嗅亦消渴。若真岕茶[①]，其价甚重，两倍天池，惜乎难得，须用自己令人采收方妙。又如浙之六安，茶

品亦精，但不善炒，不能发香而色苦，茶之本性实佳。如杭之龙泓（即龙井也），茶真者，天池不能及也。山中仅有一二家，炒法甚精。近有山僧焙者亦妙，但出龙井者方妙。而龙井之山，不过十数亩，外此有茶，似皆不及，附近假充，犹之可也。至于北山西溪，俱充龙井，即杭人识龙井茶味者亦少，以乱真多耳。意者，天开龙井美泉，山灵特生佳茗以副之耳。不得其远者，当以天池龙井为最。外此，天竺灵隐为龙井之次。临安、於潜生于天目山者，与舒州同，亦次品也。茶自浙以北皆较胜，惟闽广以南，不惟水不可轻饮，而茶亦宜慎。昔鸿渐[2]未详岭南诸茶，乃云岭南茶味极佳，孰知岭南之地，多瘴疠之气，染着草木，北人食之，多致成疾，故当慎之。要当采时，待其日出山霁，雾瘴山岚收净，采之可也。茶团茶片皆出碾硙[3]，大失真味。茶以日晒者佳甚，青翠香洁，更胜火炒多矣。

采茶 团黄有一旗一枪之号，言一叶一芽也。凡早取为茶，晚取为荈[4]。谷雨前后收者为佳，粗细皆可用。惟在采摘之时，天色晴明，炒焙适中，盛贮如法。

藏茶 茶宜箬叶[5]而畏香药，喜温燥而忌冷湿。故收藏之家，以箬叶封裹入焙中，两三日一次。用火当如人体温，温则去湿润，若火多，则茶焦不可食矣。

又云：以中坛盛茶，十斤一瓶，每年烧稻草灰，入大桶，茶瓶坐桶中，以灰四面填满，瓶上覆灰筑实。每用拨灰开瓶，取茶须少，仍复覆灰，再无蒸坏。次年换灰为之。

又云：空楼中悬架，将茶瓶口朝下放，不蒸原蒸，自天而下，故宜倒放。

若上二种芽茶，除以清泉烹外，花香杂果，俱不容入。人有好以花拌茶者，此用平等细茶拌之，庶茶味不减，花香盈颊，终不脱俗，如橙茶。莲花茶，于日未出时，将半含莲花拨开，放细茶一撮，纳满蕊中，以麻皮略絷[6]，令其经宿。次早摘花倾出茶叶，用建纸包茶，焙干。再如前法，又将茶叶入别蕊中，如此者数次，取其焙干收用，不胜香美。

木樨[7]、茉莉、玫瑰、蔷薇、兰蕙、橘花、栀子、木香、梅花皆可作茶。诸花开时，摘其半含半放蕊之香气全者，量其茶叶多少，摘花为拌。花多则太香而脱茶韵，花少则不香而不尽美，三停[8]茶叶一停花，始称。假如木樨花，须去其枝蒂及尘垢虫蚁，用磁罐，一层花，一层茶，投间至满，纸箬絷固，入锅，重汤煮之，取出待冷，用纸封裹，置火上焙干收用。诸花仿此。

①岕茶：两山之间曰岕（jiè）。岕茶，浙江长兴和江苏宜兴出产的茶，或略称“岕”。以长兴罗岕山所产最为有名。

②鸿渐：即陆羽，唐复州竟陵（今湖北天门）人，

著《茶经》三篇。

③碾硙：硙，音 wèi。水碾、水磨之类。

④荈：音 chuǎn，晚采的茶。

⑤箬叶：箬，音 ruò。嫩香蒲之叶，用以包茶为上。

⑥絷：音 zhí，拴，捆。

⑦木樨：又作"木犀"。桂花的别称，以木材纹理如犀而名。

⑧停：总数分成若干份，其中一份叫作一停。

煎茶四要

一择水 凡水泉不甘，能损茶味，故古人择水最为切要。山水上，江水次，井水下。山水，乳泉[1]漫流者为上，瀑涌湍激勿食，食久令人有颈疾。江水，取去人远者。井水，取汲多者，如蟹黄浑浊咸苦者，皆勿用。若杭湖心水，吴山第一泉，郭璞井，虎跑泉，龙井，葛仙翁井，俱佳。

二洗茶 凡烹茶，先以热汤洗茶叶，去其尘垢冷气，烹之则美。

三候汤 凡茶须缓火炙，活火煎。活火，谓炭火之有焰者。当使汤无妄沸，庶可养茶。始则鱼目散布，微微有声；中则四边泉涌，累累连珠；终则腾波鼓浪，水气全消，谓之老汤。三沸之法，非活火不能成也。最忌柴叶烟熏煎茶，若然，即《清异录》云五贼六魔汤也。

凡茶少汤多，则云脚[2]散；汤少茶多，则乳面[3]聚。

四择品 凡瓶要小者，易候汤，又点茶注汤相应。若瓶大啜存，停久味过，则不佳矣。茶铫[4]、茶瓶，磁砂[5]为上，铜锡次之。磁壶注茶，砂铫煮水为上。《清异录》云："富贵汤，当以银铫煮汤，佳甚，铜铫煮水，锡壶注茶次之。"

茶盏惟宣窑坛盏为最，质厚白莹，样式古雅，有等宣窑印花白瓯，式样得中，而莹然如玉。次则嘉窑心内茶字小盏为美。欲试茶色黄白，岂容青花乱之？注酒亦然。惟纯白色器皿为最上乘品，余皆不取。

①乳泉：石钟乳上的滴水。

②云脚：茶的别称。

③乳面：当作"粥面"，浓茶或醇酒表面凝聚如稠粥状的一层。

④铫：音 diào。古代烧水煎茶用的茶具，俗称吊子，属于烹器，以金属或陶瓷制成，口大有盖，旁有持柄。

⑤磁砂：磁，通"瓷"，瓷质茶壶。砂，陶质茶壶。

试茶三要

一涤器　茶瓶茶盏茶匙生锉[1]，至损茶味，必须先时洗洁则美。

二熁[2]盏　凡点茶[3]，先须熁盏令热，则茶面聚乳，冷则茶色不浮。

三择果　茶有真香，有佳味，有正色。烹点之际，不宜以珍果香草杂之。夺其香者，松子、柑橙、莲心、木瓜、梅花、茉莉、蔷薇、木樨之类是也。夺其味者，牛乳、番桃、荔枝、圆眼、枇杷之类是也。夺其色者，柿饼、胶枣、火桃、杨梅、橙橘之类是也。凡饮佳茶，去果方觉清绝，杂之则无辨矣。若欲用之，所宜核桃、榛子、瓜仁、杏仁、榄仁、栗子、鸡头[④]、银杏之类，或可用也。

茶效 人饮真茶，能止渴消食，除痰少睡，利水道，明目益思，出《本草拾遗》。除烦去腻。人固不可一日无茶，然或有忌而不饮。每食已，辄以浓茶漱口，烦腻既去，而脾胃不损。凡肉之在齿间者，得茶漱涤之，乃尽消缩，不觉脱去，不烦刺挑也。而齿性便苦[⑤]，缘此渐坚密，蠹毒自已矣。然率用中茶。出苏文。

①锃：音 shēng，铁锈。
②熁：音 xié，火迫也。此处指以火烤茶盏，使茶盏热。
③点茶：冲茶、泡茶。
④鸡头：即芡实。
⑤便苦：便，利也，宜也。便苦，以苦为利，为宜。

茶具十六器 收贮于器局供役，苦节君者，故立名管之，盖欲归统于一，以其素有贞心雅操，而自能守之也。

商象古石鼎也，用以煎茶。

归洁竹筅帚[1]也，用以涤壶。

分盈杓也，用以量水斤两。

递火铜火斗也，用以搬火。

降红铜火箸也，用以簇火。

执权准茶称也，每杓水二升，用茶一两。

团风素竹扇也，用以发火。

漉尘茶洗也，用以洗茶。

静沸竹架，即《茶经》支腹也。

注春磁瓦壶也，用以注茶。

运锋劖[2]果刀也，用以切果。

甘钝木砧墩[3]也。

啜香磁瓦瓯也，用以啜茶。

撩云竹茶匙也，用以取果。

纳敬竹茶橐也，用以放盏。

受污拭抹布也，用以洁瓯。

①筅帚：筅，音 xiǎn。炊帚，用竹子等做成的刷锅、刷碗的用具。

②劖：音 chán，割，铲。

③砧墩：砧板。

总贮茶器七具

苦节君煮茶作炉也，用以煎茶，更有行者收藏。

建城以箬为笼，封茶以贮高阁。

云屯磁瓶，用以杓泉以供煮也。

乌府以竹为篮，用以盛炭，为煎茶之资。

水曹即磁缸瓦罐，用以贮泉，以供火鼎。

器局竹编为方箱，用以收茶具者。

外有品司竹编圆橦[①]提盒，用以收贮各品茶叶，以待烹品者也。

①橦：音chuáng。原指旗杆、桅杆等，此处指竹编筐篮的提梁和支柱。

论泉水　田子艺曰："山下出泉，为蒙稚[①]也。物稚则天全，水稚则味全。"故鸿渐曰山水上。其曰乳泉石池慢流者，蒙之谓也。其曰瀑涌湍激者，则非蒙矣。宜戒人勿食。

混混不舍，皆有神以主之，故天神引出万物，而《汉书》三神山岳其一也。

源泉必重，而泉之佳者尤重。余杭徐隐翁尝为余言，以凤凰山泉，较阿姥墩、百花泉，便不及五泉，可见仙源之胜矣。

山厚者泉厚，山奇者泉奇，山清者泉清，山幽者泉幽，皆佳品也。不厚则薄，不奇则蠢，不清则浊，不幽则喧，必无佳泉。

山不停处，水必不停。若停，既无源者矣，旱必易涸。

石流　石，山骨也；流，水行也。山宣气以产

万物，气宣则脉长，故曰山水上。《博物志》曰："石者，金之根甲，石流精以生水。"又曰："山泉者，引地气也。"

泉非石出者，必不佳。故《楚辞》云："饮石泉兮荫松柏。"皇甫曾《送陆羽》诗："幽期山寺远，野饭石泉清。"梅尧臣《碧霄峰茗》诗："烹处石泉佳。"又云："小石冷泉留早味。"诚可为赏鉴者矣。

泉往往有伏流沙土中者，挹[②]之不竭，即可食。不然，则渗潴之潦[③]耳，虽清勿食。

流远则味淡，须深潭停蓄以复其味，乃可食。

泉不流者，食之有害。《博物志》曰："山居之民，多瘿肿疾。"由于饮泉之不流者。

泉涌出曰濆[④]。在在所称珍珠泉者，皆气盛而脉涌耳，切不可食。取之以酿酒，或有力。

泉悬出曰沃，暴溜曰瀑，皆不可食。而庐山水帘，洪州天台瀑布，皆入水品，与《陆经》背矣。故张曲江《庐山瀑布》诗："吾闻山下蒙，今乃林峦表。物性有诡激，坤元曷纷矫？默然置此去，变化谁能了？"则识者固不食也。然瀑布实山居之珠箔锦幕也，以供耳目，谁曰不宜？

清寒　清，朗也，静也，澄水之貌。寒，冽也，冻也，覆水之貌。泉不难于清，而难于寒。其濑[⑤]峻流驶而清，崖奥[⑥]阴积而寒者，亦非佳品。

石少土多，沙腻泥凝者，必不清寒。

蒙之象曰果行，井之象曰寒泉。不果则气滞而光不澄，不寒则性燥而味必啬[7]。

冰，坚水也，穷谷阴气所聚，不泄则结而为伏阴也。在地英明者惟水，而冰则精而且冷，是固清寒之极也。谢康乐诗："凿冰煮朝餐。"《拾遗记》："蓬莱山冰水，饮者千岁。"

下有石硫黄者，发为温泉，在在有之。又有共出一壑，半温半冷者，亦在在有之，皆非食品。特新安黄山朱砂汤泉，可食。《图经》云："黄山旧名黟山，东峰下有朱砂汤泉，可点茗。春色微红，此则自然之丹液也。"《拾遗记》："蓬莱山沸水，饮者千岁。"此又仙饮。

有黄金处，水必清；有明珠处，水必媚；有子鲋[8]处，水必腥腐；有蛟龙处，水必洞黑，美恶不可不辨也。

甘香　甘，美也；香，芳也。《尚书》："稼穑作甘。"黍甘为香，黍惟甘香，故能养人，泉惟甘香，故亦能养人。然甘易而香难，未有香而不甘者也。

味美者曰甘泉，气芳者曰香泉，所在间有之。泉上有恶木，则叶滋根润，皆能损其甘香，甚者能酿毒液，尤宜去之。

甜水，以甘称也。《拾遗记》："员峤山北，甜水绕之，味甜如蜜。"《十洲记》："元洲玄涧，水如蜜浆，饮之与天地相毕。"又曰："生洲之水，味如饴酪。"

水中有丹者，不惟其味异常，而能延年却疾，

须名山大川，诸仙翁修炼之所有之。葛玄少时为临沅令，此县廖氏家世寿，疑其井水殊赤，乃试掘井左右，得古人埋丹砂数十斛。西湖葛井，乃稚川炼丹所在。马家园后淘井，出石瓮，中有丹数枚，如芡实，啖之无味，弃之。有施渔翁者，拾一粒食之，寿一百六岁。此丹水，尤不易得。凡不净之器，切不可汲。

煮茶得宜，而饮非其人，犹汲乳泉以灌蒿莱，罪莫大焉。饮之者一吸而尽，不暇辨味，俗莫甚焉。

灵水　灵，神也。天一生水而精明不淆[9]，故上天自降之泽，实灵水也。古称上池之水者非欤？要之皆仙饮也。大瓮收藏黄梅雨水、雪水，下放鹅子石十数块，经年不坏。用栗炭三四寸许烧红，投淬水中，不生跳虫。灵者，阳气胜而所散也。色浓为甘露，凝如脂，美如饴，一名膏露，一名天酒是也。

雪者，天地之积寒也。《泛胜书》："雪为五谷之精。"《拾遗记》："穆王东至大㩻[10]之谷，西王母来进嵰州甜雪"，是灵雪也。陶谷取雪水烹团茶，而丁谓《煎茶诗》："痛惜藏书箧，坚留待雪天。"李虚己《建茶呈学士》诗："试将梁苑雪，煎动建溪春。"是雪尤宜茶饮也。处士列诸末品，何邪？意者以其味之燥乎？若言太冷，则不然矣。

雨者，阴阳之和，天地之施，水从云下，辅时生养者也。和风顺雨，明云甘雨，《拾遗记》"香云遍润，则成香雨"，皆灵雨也，固可食。若夫龙所行者，暴而淫者，旱而冻者，腥而墨者，及檐溜者，皆不可食。潮汐近地，必无佳泉，盖斥卤[11]诱之也。天下潮汐，惟武林最盛，故无佳泉。西湖山中则有之。

扬子，固江也，其南泠则夹石停渊，特入首品。余尝试之，诚与山东无异。若吴淞江，则水之最下者也，亦复入品，甚不可解。

井水 井，清也，泉之清洁者也；通也，物所通用者也；法也，节也，法制居人，令节饮食，无穷竭也。其清出于阴，其通入于淆，其法节由于得已。脉暗而味滞，故鸿渐曰："井水下。"其曰"井取汲多"者，盖汲多则气通而流活耳，终非佳品。养水取白石子入瓮中，虽养其味，亦可澄水不淆。

高子曰：井水美者，天下知钟泠泉矣，然而焦山一泉，余曾味过数四，不减钟泠。惠山之水，味淡而清，允为上品。吾杭之水，山泉以虎跑为最，老龙井、真珠寺二泉亦甘。北山葛仙翁井水，食之味厚。城中之水，以吴山第一泉首称，予品不若施公井、郭婆井二水清冽可茶。若湖南近二桥中水，清晨取之烹茶，妙甚，无伺他求。

注

①蒙稚：稚嫩。

②挹：音yì，舀。

③潦：音lǎo，积水。

④湓：音pēn，同"喷"。

⑤濑：音lài，急流。

⑥奥：幽深。

⑦啬：即涩。

⑧子鲋：鲋，音fù，蛤蟆。子鲋，小蛤蟆。

⑨淆：混，水浊。

⑩巇：音xī。

⑪斥卤：盐碱地。

汤品类

青脆梅汤　用青翠梅三斤十二两，生甘草末四两，炒盐一斤，生姜一斤四两，青椒三两，红干椒半两，将梅去核擘开两片。大率青梅汤家家有方，其分两亦大同小异。初造之时，香味亦同，藏至经月，便烂熟如黄梅汤耳。盖有说焉：一者青梅须在小满前采，捶碎核，去仁，不得犯手，用干木匙拨去，打拌亦然。捶碎之后，摊在筛上，令水略干。二用生甘草。三用炒盐，须待冷。四用生姜，不经水浸，擂碎。五用青椒，旋摘，晾干。前件一齐炒拌，仍用木匙抄入新瓶内，止可藏十余盏汤料者，乃留些盐掺面，用双重油纸紧扎瓶口。如此，方得一脆字也。梅与姜或略犯手，切作丝亦可。

黄梅汤　肥大黄梅蒸熟去核净肉一斤，炒盐三钱，干姜末一钱半，紫苏二两，甘草、檀香末随意，拌匀，置磁器中晒之，收贮，加糖点服①。夏月调水更妙。

凤池汤　乌梅去仁留核一斤，甘草四两，炒盐一两，水煎成膏。

一法：各等份三味，杵为末，拌匀，实按入瓶。腊月或伏中合，半年后焙干为末，点服。或用水煎成膏亦可。

橘汤　橘一斤，去壳与中白瓤、膜，以皮细切，同橘肉捣碎，炒盐一两，甘草一两，生姜一两，捣汁和匀。橙子同法。曝干，密封。取以点汤服之，妙甚。

杏汤　杏仁不拘多少，煮，去皮尖，浸水中一宿。如磨绿豆粉法，挂去水，或加姜汁少许，酥蜜点。又，杏仁三两，生姜二两，炒盐一两，甘草为末一两，同捣。

茴香汤　茴香、椒皮六钱，炒盐二钱，熟芝麻半升，炒面一斤，同为末，热滚汤点服。

梅苏汤　乌梅一斤半，炒盐四两，甘草二两，紫苏叶十两，檀香半两，炒面十二两，均和点服。

天香汤　白木樨盛开时，清晨带露，用杖打下花，以布被盛之，拣去蒂萼，顿在净器内，新盆捣烂如泥，榨干甚，收起。每一斤，加甘草一两，盐梅十个，捣为饼，入磁坛封固。用沸汤点服。

暗香汤　梅花将开时，清旦摘取半开花头连蒂，置磁瓶内，每一两重，用炒盐一两洒之，不可用手漉坏。以厚纸数重，密封置阴处。次年春夏取开，先置蜜少许于盏内，然后用花二三朵置于中，滚汤一泡，花头自开，如生可爱，充茶香甚。一云蜡点花[②]蕊阴干，如上加汤亦可。

须问汤 东坡居士《歌括》云："二钱生姜干用。一升枣，干用，去核。二两白盐炒黄。一两草，炙去皮。丁香木香各半钱，酌量陈皮一处捣，去白。煎也好，点也好，红白容颜直到老。"

杏酪汤 板杏仁用三两半，百沸汤二升浸盖，候冷即换沸汤。如是五度了，逐个掐去皮尖，入小砂盆内细研。次用好蜜一斤，于铫子内炼三沸，看滚掇起，候半冷，旋倾入杏泥，又研。如是旋添入研和匀，以之点汤服。

凤髓汤 润肺，疗咳嗽。

松子仁 胡桃肉汤浸去皮，各用一两 蜜半两

上件研烂，次入蜜和匀。每用，沸汤点服。

醍醐汤 止渴生津。

乌梅一斤，捶碎，用水两大碗同熬作一碗，澄清，不犯铁器 缩砂二两，研末 白檀末一钱 麝香一字[③] 蜜三斤

将梅水、缩砂、蜜，三件一处，于砂石器内熬之，候赤色为度。冷定，入白檀、麝香。每用一二匙点汤服。

水芝汤 通心气，益精髓。

干莲实一斤，带皮炒极燥，捣罗为细末 粉草[④]一两，微炒

上为细末，每二钱入盐少许，沸汤点服。莲实捣罗，至黑皮如铁不可捣，则去之。世人用莲实去黑皮，多不知也。此汤夜坐过饥气乏，不欲饮食，则饮一盏，大能补虚助气。昔仙人务光子服此得道。

茉莉汤 将蜜调涂在碗中心抹匀，不令洋[⑤]流。每于凌晨，采摘茉莉花三二十朵，将蜜碗盖花，取其香气熏之。午间去花，点汤甚香。

香橙汤 宽中，快气，消酒。

大橙子二斤，去核，切作片子，连皮用 生姜一两，切半片子，焙干 檀香末半两 甘草末一两 盐三钱

上二件，用净砂盆内碾烂如泥。次入白檀末、甘草末，并和作饼子，焙干，碾为细末。每用一钱，沸汤点服。

橄榄汤 止渴生津。

百药煎[⑥]一两 白芷一钱 檀香五钱 甘草炙，五钱

上件捣为细末，沸汤点服。

豆蔻汤 治一切冷气，心腹胀满，胸膈痞滞，哕逆呕吐，泄泻虚滑，水谷不消，困倦少力，不思饮食。出《局方》。

肉豆蔻仁一斤，面裹煨 甘草炒，四两 白面炒，一斤 盐炒，二两 丁香枝梗只用枝，五钱 盐炒，二两

上为末，每服二钱，沸汤点服。食前服，效。

解酲[⑦]汤 中酒后服。

白茯苓一钱半 白豆蔻仁五钱 木香三钱 橘红一钱半 莲花青皮一分 泽泻一钱 神曲一钱，炒黄 缩砂三钱 葛花半两 猪苓去黑皮，一钱半

干姜一钱　白术二钱

上为细末和匀，每服二钱，白汤调下。但得微汗，酒疾去矣。不可多食。

木瓜汤　除湿，止渴，快气。

干木瓜去皮净，四两　白檀五钱　沉香三钱　茴香炒，五钱　白豆蔻五钱　缩砂五钱　粉草一两半　干生姜半两

上为极细末，每用半钱，加盐，沸汤点服。

无尘汤　水晶糖霜二两　梅花片脑二分

上将糖霜乳细罗过，入脑子再碾匀。每用一钱，沸汤点服。不可多，多则人厌也。

绿云汤　食鱼不可饮此汤。

荆芥穗四两　白术二两　粉草二两

上为细末，入盐，点用。

柏叶汤　采嫩柏叶，线系垂挂一大瓮中，纸糊其口，经月取用。如未甚干，更闭之，至干，取为末，如嫩草色。不用瓮，只密室中亦可，但不及瓮中者青翠。若见风则黄矣。此汤可以代茶夜话，饮之尤醒睡。饮茶多则伤人，耗精气，害脾胃，柏叶汤甚有益。又不如新采洗净，点更为上。

三妙汤　地黄、枸杞实，各取汁一升，蜜半升，银器中同煎，如稀饧。每服一大匙，汤调、酒调皆可。实气养血，久服益人。

干荔枝汤　白糖二斤　大乌梅肉五两，用汤蒸去涩水　桂末少许　生姜丝少许　甘草少许

上将糖与乌梅肉等捣烂，以汤调用。

清韵汤 缩砂末三两 石菖蒲末一两 甘草末五钱入盐少许，白汤点用。

橙汤 橙子五十个 干山药末一两 甘草末一两 白梅肉四两

上捣烂，焙干，捏成饼子，白汤用。

桂花汤 桂花焙干为末，四两 干姜少许 甘草少许

上为末，和匀，量入盐少许，贮磁罐中，莫令出气。时常用，白汤点服。

洞庭汤 陈皮去皮，四两 生姜四两

上将姜与橘皮同腌一宿，晒干。入甘草末六钱，白梅肉三十个，炒盐五钱，和匀，沸汤点用。

木瓜汤〔又方〕 木瓜十两 生姜末二两 炒盐二两 甘草末二两 紫苏末十两

上五味和匀，沸汤点用。手足酸，服之妙。

又一方：加缩砂二两为末，山药末三两，消食，化气，壮脾。

参麦汤 人参一钱 门冬六分 五味三分

入小罐，煎成汤服。

绿豆汤 将绿豆淘净下锅，加水，大火一滚，取汤停冷，色碧，食之解暑。如多滚则色浊，不堪食矣。

注

①点服：冲服，泡服。
②蜡点花：即蜡梅花。
③一字：古时的量度单位，掩盖圆形带孔铜钱上一个字的粉剂数量。即一钱的四分之一。
④粉草：即粉甘草，甘草的一种。
⑤洋：水流的样子。
⑥百药煎：五倍子同茶叶等经发酵制成的块状物。
⑦酲：音 chéng，喝醉了神志不清。

熟水类

稻叶熟水 采禾苗晒干，每用，滚汤入壶中，烧稻叶带焰投入，盖密。少顷泻服[①]，香甚。

橘叶熟水 采取晒干，如上法泡用。

桂叶熟水 采取晒干，如上法泡用。

紫苏熟水 取叶，火上隔纸烘焙，不可翻动，候香收起。每用，以滚汤洗泡一次，倾去，将泡过紫苏入壶，倾入滚水。服之能宽胸导滞。

沉香熟水 用上好沉香一二小块，炉烧烟，以壶口覆炉，不令烟气旁出。烟尽，急以滚水投入壶内，盖密。泻服。

丁香熟水 用丁香一二粒，捶碎，入壶，倾上滚水。其香郁然，但少热耳。

砂仁熟水 用砂仁三五颗，甘草一二钱，碾碎入壶中，加滚汤泡上。其香可食，甚消壅隔，去胸膈郁滞。

花香熟水　采茉莉、玫瑰，摘半开蕊头，用滚汤一碗，停冷，将花蕊浸水中，盖碗密封。次早用时，去花，先装滚汤一壶，入浸花水一二小盏，则壶汤皆香蔼[②]可服。

檀香熟水　如沉香熟水方法。

豆蔻熟水　用豆蔻一钱，甘草三钱，石菖蒲五分，为细片，入净瓦壶，浇以滚水，食之如味浓，再加热水可用。

桂浆　官桂一两，为末　白蜜二碗

先将水二斗煮作一斗多，入磁坛中，候冷，入桂、蜜二物，搅二百余遍。初用油纸一层，外加绵纸数层，密封坛口五七日，其水可服。或以木楔坛口密封，置井中三五日，冰凉可口。每服一二杯，祛暑解烦，去热生凉，百病不作。

香橼汤　用大香橼不拘多少，以二十个为规，切开，将内瓤以竹刀刮出，去囊袋并筋收起。将皮刮去白，细细切碎，笊篱[③]热滚汤中焯[④]一二次，榨干收起，入前瓤内。加炒盐四两，甘草末一两，檀香末三钱，沉香末一钱，不用亦可，白豆仁末二钱和匀，用瓶密封，可久藏。每用以箸挑一二匙，冲白滚汤服。胸膈胀满、膨气，醒酒化食，导痰开郁，妙不可言。不可多服，恐伤元气。

①泻服：泻，倾泻，倾注。泻服，指倾出其水服用。
②霭：音 ǎi，烟雾，蒸气。
③笊篱：音 zhào li，用竹篾、柳条、铅丝等编成的一种杓形用具，能漏水，可以在汤水里捞东西。
④焯：音 chāo，把食物放到沸水中略微一煮就捞出来。

粥糜类

芡实粥 用芡实去壳三合，新者研成膏，陈者作粉，和粳米三合，煮粥食之。益精气，强智力，聪耳目。

莲子粥 用莲肉一两，去皮煮烂细捣，入糯米三合，煮粥食之。治同上。

竹叶粥 用竹叶五十片，石膏二两，水三碗煎至二碗。澄清去渣，入米三合煮粥，入白糖一二匙食之。治膈上风热，头目赤。

蔓菁粥 用蔓菁子二合，研碎，入水二大碗，绞出清汁，入米三合煮粥。治小便不利。

牛乳粥 用真生牛乳一盅，先用粳米作粥，煮半熟，去少汤，入牛乳，待煮熟盛碗，再加酥一匙食之。

甘蔗粥 用甘蔗榨浆三碗，入米四合煮粥，空心食之。治咳嗽虚热，口燥，涕浓，舌干。

山药粥 用羊肉四两烂捣，入山药末一合，加盐少许，粳米三合，煮粥食之。治虚劳骨蒸。

枸杞粥 用甘州枸杞一合，入米三合，煮粥食之。

紫苏粥 用紫苏研末，入水取汁。煮粥将熟，量加苏子汁，搅匀食之。治老人脚气。须用家苏方妙。

地黄粥 十月内生新地黄十余斤，捣汁，每汁一斤，入白蜜四两，熬成膏，收贮封好。每煮粥三合，入地黄膏三二钱、酥油少许。食之滋阴润肺。

胡麻粥 用胡麻去皮，蒸熟，更炒令香。用米三合，淘净，入胡麻二合，研汁同煮，粥熟，加酥食之。

山栗粥 用栗子煮熟，揉作粉，入米煮粥食之。

菊苗粥 用甘菊新长嫩头丛生叶，摘来洗净，细切，入盐，同米煮粥食之，清目宁心。

杞叶粥 用枸杞子新嫩叶，如上煮粥，亦妙。

薏苡粥 用薏仁淘净，对配白米煮粥，入白糖一二匙食之。

沙谷米粥 用沙谷米拣净，水略淘，滚水内下，一滚即起，庶免作糊。治下痢甚验。

芜萎[①]粥 用砂罐先煮赤豆烂熟，后煮米粥少沸，倾赤豆同粥再煮食之。

梅粥 收落梅花瓣，净，用雪水煮粥，候粥熟，下梅瓣，一滚即起，食之。

荼蘼粥 采荼蘼花片，用甘草汤焯过，候粥熟同煮。又采木香花嫩叶，就甘草汤焯过，以油盐姜醯[②]为菜。二味清芬，真仙供也。

河祇粥 用海鲞[3]煮烂，去骨细拆，候粥熟同煮，搅匀食之。

山药粥 用怀山药为末，四六分配米煮粥食之，甚补下元。

羊肾粥 枸杞叶半斤，米三合，羊肾两个碎切，葱头五个，干者亦可。同煮粥，加些盐味，食之大治腰脚疼痛。

麋角粥 用煮过胶的麋角霜作细末，每粥一盏，入末一钱，盐少许食之，治人下元虚弱。

鹿肾粥 用鹿肾二个，去脂膜，切细，入少盐，先煮烂，入米三合煮粥，治气虚耳聋。一方，加苁蓉一两，酒洗去皮，同肾入粥煮，亦妙。

猪肾粥 用人参二分，葱白些少，防风一分，俱捣作末，同粳米三合，入锅煮半熟。将猪肾一对去膜，预切薄片，淡盐腌顷刻，放粥锅中，投入再莫搅动，慢火更煮良久。食之能治耳聋。

羊肉粥 用烂羊肉四两，细切，加人参末一钱，白茯苓末一钱，大枣二个，切细黄芪五分，入粳米三合，入好盐三二分，煮粥食之，治羸弱，壮阳。

扁豆粥 白扁豆半斤，人参二钱，作细片，用水煎汁，下米作粥，食之益精力，又治小儿霍乱。

茯苓粥 茯苓为末，净一两，粳米二合，先煮粥熟，下茯苓末同煮起食，治欲睡不得睡。

苏麻粥 真紫苏子、大麻子各五钱，水洗净，微炒香，同米研如泥，取汁，将二子汁化汤煮粥。

治老人诸虚，结久风秘[④]不解，壅聚膈中，腹胀恶心。

竹沥粥 如常煮粥，以竹沥下半瓯食之，能治痰火。

门冬粥 麦门冬生者洗净，绞汁一盏，白米二合，薏苡仁一合，生地黄绞汁二合，生姜汁半盏。先将苡仁、白米煮熟，后下三味汁，煮成稀粥。治翻胃呕逆。

萝卜粥 用不辣大萝卜，入盐煮熟，切碎如豆，入粥将起[⑤]，一滚而食。

百合粥 生百合一升切碎，同蜜一两窨[⑥]熟煮粥，将起，入百合三合同煮，食之妙甚。

仙人粥 何首乌，赤者为雄，白者为雌，大者为佳。

采大者，不可犯铁，竹刀刮去皮，切成片收起。每用五钱，砂罐煮烂，下白米三合煮粥。

山茱萸粥 作面亦可。

采去皮，捣研为泥粉。每用一盏，入蜜二匙，同炒令凝，揉同粥搅食。

乳粥 用肥人乳，候煮粥半熟，去汤，下入乳汁代汤，煮熟置碗中，加酥油一二钱旋搅，甘美，大补元气。无酥亦可。

枸杞子粥 用生者研如泥，干者为末。每粥一瓯，加子末半盏，白蜜一二匙，和匀，食之大益。

肉米粥 用白米先煮成软饭。将鸡汁，或肉汁，虾汁汤，调和清过。用熟肉碎切如豆，再加茭笋[⑦]、香荩[⑧]，或松瓤[⑨]等物，细切，同饭下汤内，一滚即起，

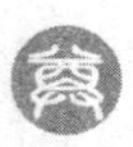

入供。以咸菜为过，味甚佳。

绿豆粥　用绿豆淘净，下汤锅多水煮烂。次下米，以紧火同熬成粥，候冷食之，甚宜夏月。适可而止，不宜多吃。

口数粥　十二月二十五日夜，用赤小豆煮粥，同绿豆法。一家大小分食，若外出夜回者，亦留与吃，谓之口数粥，能除瘟疫，辟厉鬼。出《田家五行》。

①芜蒌：即芜蒌亭。语出《后汉书·冯异传》：“光武自蓟东南驰，晨夜草舍，至饶阳无蒌亭。时天寒烈，众皆饥疲，异上豆粥，明旦，光武谓诸将曰：‘昨得公孙豆粥，饥寒俱解。’”后以“芜蒌粥”或“芜蒌豆粥”代指在困乏中及时的济助。

②醯：音 xī，醋。

③鲞：音 xiǎng，泛指成片的腌腊食品。

④风秘：由风搏肺脏，传于大肠，津液干燥所致的便秘。其症为大便燥结，排便艰难。多见于老年体弱及素患风病者。

⑤入粥将起：即将起锅时入粥。

⑥窨：音 yìn，窖藏。

⑦茭笋：即茭白。

⑧荩：音 jìn，一年生草本植物，茎很细，叶卵状披针形，茎和叶可做黄色染料，纤维可做造纸原料。

⑨松瓤：瓤，音 ráng，即松子。

果实粉面类

藕粉　法取粗藕，不限多少，洗净切断，浸三日夜，每日换水，看灼然洁净，漉出捣如泥浆，以布绞净汁，又将藕渣捣细，又绞汁尽，滤出恶物。以清水少和搅之，然后澄去清水，下即好粉。

鸡头粉　取新者，晒干，去壳，捣之成粉。

栗子粉　取山栗切片，晒干，磨成细粉。

菱角粉　去皮，如治藕法取粉。

姜粉　以生姜研烂绞汁，澄粉，用以和羹。

葛粉　去皮，如上法取粉。开胃，止烦渴。

茯苓粉　取苓切片，以水浸去赤汁，又换水浸一日，如上法取粉。拌米煮粥，补益最佳。

松柏粉　取叶，在带露时采之。经隔一宿，则无粉也。取嫩叶捣汁澄粉，如嫩草郁葱可爱。

百合粉　取新者，捣汁，如上法取粉。干者可磨作粉。

山药粉　取新者，如上法，干者可磨作粉。

蕨粉　作饼食之甚妙。有治成货者。

莲子粉　干者可磨作粉。

芋粉　取白芋，如前法作粉。紫者不用。

蒺藜粉　臼中捣去刺皮，如上法取粉。轻身去风。

瓜蒌粉　去皮，如上法取粉。

茱萸面　取粉如上法。

山药拨鱼[1]　白面一斤，好豆粉四两，水搅如

调糊。将煮熟山药研烂，同面一并调稠。用匙逐条拨入滚汤锅内，如鱼片，候熟以肉汁食之。无汁，面内加白糖可吃。

百合面 用百合捣为粉，和面搜[2]为饼。为面食亦可。

以上诸粉，不惟取为笼造[3]，凡煮粥俱可配煮。凡和面，用黑豆汁和之，再无面毒之害。

①拨鱼：将面粉调和成较稀的流体，盛于碗或盘中，就近于开水锅上，用筷子沾水拨入锅内，短的面条形似小鱼，因此得名。

②搜：疑作“抻”。

③笼造：指蒸制食品。

脯鲊类[1]

千里脯 牛羊猪肉皆可，精者一斤，浓酒二盏，淡醋一盏，白盐四钱，冬三钱。茴香、花椒末一钱，拌一宿，文武火煮，令汁干，晒之。妙绝，可安一月。

肉鲊 名柳叶鲊。

精肉一斤，去筋，盐一两，入炒米粉些少，多要酸。肉皮三斤，滚水焯，切薄丝片，同精肉切细拌，用箬包，每饼四两重。冬天灰火焙三日用，盖上留一小孔。夏天一周时可吃。

捶脯 新宰圈猪带热精肉一斤，切作四五块，

炒盐半两，搙[②]入肉中，直待筋脉不收，日晒半干，量用好酒和水，并花椒、莳萝[③]、橘皮，慢火煮干，碎捶。

火肉　以圈猪方杀下，只取四只精腿，乘热用盐。每一斤肉盐一两，从皮擦入肉内，令如绵软。以石压竹栅上，置缸内二十日，次第翻三五次，用稻柴灰一重间一重叠起，用稻草烟熏一日一夜，挂有烟处。初夏，水中浸一日夜，净洗，仍前挂之。

腊肉　肥嫩豮[④]猪肉十斤，切作二十段，盐八两，酒二斤，调匀，猛力搙入肉中，令如绵软。大石压去水，晾十分干，以剩下所腌酒调糟涂肉上，以篾穿挂通风处。又法：肉十斤，先以盐二十两，煎汤澄清取汁，置肉汁中。二十日取出，挂通风处。一法：夏月盐肉，炒盐擦入匀，腌一宿挂起。见有水痕，便用大石压去水干，挂风中。

炙鱼　鲞鱼[⑤]新出水者，治净，炭上十分炙干收藏。一法：以鲞鱼去头尾，切作段，用油炙熟，每段用箬间，盛瓦罐内，泥封。

水腌鱼　腊中，鲤鱼切大块，拭干，一斤，用炒盐四两擦过，腌一宿，洗净晾干。再用盐二两，糟一斤拌匀，入瓮，纸箬泥封涂。

蟹生　用生蟹剁碎，以麻油先熬熟，冷，并草果、茴香、砂仁、花椒末、水姜、胡椒，俱为末，再加葱、盐、醋，共十味，入蟹内拌匀，即时可食。

鱼鲊　鲤鱼、青鱼、鲈鱼、鲟鱼皆可造。去

鳞肠，旧笎帚缓刷去脂腻腥血，十分令净，挂当风处一二日，切作小方块。每十斤用生盐一斤，夏月一斤四两，拌匀，腌器内。冬二十日，春秋减之。布裹石压，令水十分干，不滑不韧。用川椒皮二两，莳萝、茴香、砂仁、红豆各半两，甘草少许，皆为粗末，淘净白粳米七八合炊饭，生麻油一斤半，纯白葱丝一斤，红曲一合半，捶碎。以上俱拌匀，磁器或水桶按十分实，荷叶盖，竹片扦[6]定，更以小石压在上，候其自熟。春秋最宜造，冬天预腌下作坯可留。临用时旋将料物打拌。此都中造法也。鲎鱼同法，但要干方好。

肉鲊 生烧猪羊腿，精批作片，以刀背匀捶三两次，切作块子，沸汤随漉出，用布内扭干。每一斤入好醋一盏，盐四钱，椒油、草果、砂仁各少许。供馔亦珍美。

大爊肉[7] 肥嫩在圈猪约四十斤者，只取前腿，去其脂，剔其骨，去其拖肚净。取肉一块，切成四五斤块，又切作十字，为四方块。白水煮七八分熟，捞起停冷，搭精肥切作片子，厚一指。净去其浮油，水用少许，厚汁放锅内，先下爊料，次下肉，又次淘下酱水，又次下原汁烧滚，又次下末子细爊料在肉上，又次下红曲末，以肉汁解薄，倾在肉上，文武火烧滚令沸，直至肉料上下皆红色，方下宿汁，略下盐，去酱板，次下虾汁，掠去浮油，以汁清为度。调和得所，顿热用之。其肉与汁，再不下锅。

豉汁鹅：同法，但不用红曲，加些豆豉，擂在汁内。

提清汁法：以原汁去浮油，用生虾和酱捣在汁内，一边烧火，使锅中一边滚起泛来，掠去之。如无虾汁，以猪肝擂碎，和水倾入代之。三四次下虾汁，方无一点浮油为度。

留宿汁法：宿汁，每日煎一滚，停倾少时，定清方好。如不用，入锡器内，或瓦罐内，封盖，挂井中。

用红曲法：每曲一酒盏许，隔宿酒浸令酥，研如泥，以肉汁解薄下。粗爊料方：用官桂、白芷，良姜等份，不切完用。细爊料方：甘草多用，官桂、白芷、良姜、桂花、檀香、藿香、细辛、甘松、花椒、缩砂、红豆、杏仁等份，为细末用。

凡肉汁要十分清，不见浮油方妙。肉却不要干枯。

带冻盐醋鱼　鲜鲤鱼切作小块，盐腌过酱，煮熟收起。却下鱼鳞及荆芥同煎滚，去渣，候汁稠，调和滋味得所。锡器密盛，置井中或水上，用浓姜醋浇。

瓜齑　酱瓜、生姜、葱白、淡笋干，或茭白、虾米、鸡胸肉，各等份，切作长条丝儿，香油炒过供之。

水鸡[8]干　治净大水鸡，汤中煮浮即捞起，以石压之，令十分干，收。

算条巴子　猪肉，精肥各另切作三寸长条，如算子[9]样，以砂糖、花椒末、缩砂末，调和得所，拌匀，晒干蒸熟。

臊子[10]蛤蜊　用猪肉，精肥相半，切作小骰子块，和些酒，煮半熟，入酱。次下花椒、砂仁、葱白、盐、醋，和匀。再下绿豆粉，或面，水调下锅内，作腻，一滚盛起。以蛤蜊先用水煮去壳，排在汤鼓子内，以臊子肉浇供。新韭、胡葱、菜心、猪腰子、笋、茭白同法。

炉焙鸡　用鸡一只，水煮八分熟，剁作小块。锅内放油少许，烧热，放鸡在内略炒，以镟子[11]或碗盖定，烧极热，醋酒相半，入盐少许烹之，候干再烹。如此数次，候十分酥熟，取用。

蒸鲥鱼　鲥鱼去肠，不去鳞，用布拭去血水，放荡锣[12]内。以花椒、砂仁、酱擂碎，水酒、葱，拌匀其味和蒸，去鳞供食。

酥骨鱼　大鲫鱼治净，用酱水、酒少许，紫苏叶大撮，甘草些少，煮半日，候熟供食。

川猪头　猪头先以水煮熟，切作条子，用砂糖、花椒、砂仁、酱拌匀。重汤蒸顿煮烂，剔骨扎缚作一块。大石压实，作膏糟食。

酿肚子　用猪肚一个，治净，酿入石莲肉，洗擦苦皮十分净白，糯米淘净，与莲肉对半，实装肚子内，用线扎紧，煮熟，压实，候冷切片。煮熟肚子，将纸铺地放上，用好醋喷肚，用钵盖上，少顷取食，其肚肉皆厚可食。

夏月腌肉法　用炒过热盐擦肉，令软匀，下缸内，石压一夜，挂起。见水痕，即以大石压干，挂当风处，不败。

腌猪舌牛舌法 每舌一斤，用盐八钱，一方用五钱，好酒一碗，川椒、莳萝、茴香、麻油少许，细切葱白，腌五日，翻三四次，索穿挂当风处阴干，纸装盛藏，煮用。

风鱼法 用青鱼、鲤鱼，破去肠胃。每斤用盐四五钱，腌七日取起，洗净拭干。鳃下切一刀，将川椒、茴香，加炒盐，擦入鳃内并腹外里，以纸包裹，外用麻皮扎成一个，挂于当风之处。腹内入料多些方妙。

肉生法 用精肉切细薄片子，酱油洗净，入火烧红锅爆炒，去血水微白即好。取出切成丝，再加酱瓜、糟萝卜、大蒜、砂仁、草果、花椒、橘丝、香油，拌炒肉丝。临食加醋和匀，食之甚美。

鱼酱法 用鱼一斤，切碎洗净后，炒盐三两，花椒一钱，茴香一钱，干姜一钱，神曲二钱，红曲五钱，加酒和匀，拌鱼肉，入磁瓶封好，十日可用。吃时，加葱花少许。

糟猪头蹄爪法 用猪头蹄爪煮烂。去骨，布包摊开，大石压扁实落一宿，糟用甚佳。

酒发鱼法 用大鲫鱼破开，去鳞、眼、肠胃，不要见生水，用布抹干。每斤用神曲一两、红曲一两，为末，拌炒盐二两，胡椒、茴香、川椒、干姜各一两，拌匀，装入鱼空肚内，加料一层，共装入坛内，包好泥封。十二月内造了，至正月十五后开。又翻一转，入好酒浸满，泥封，至四月方熟，取吃。可留一二年。

酒腌虾法 用大虾，不见水洗[13]，剪去须尾。每斤用盐五钱，腌半日，沥干，入瓶中，虾一层，放椒三十粒，以椒多为妙。或用椒拌虾装入瓶中亦妙。装完，每斤用盐三两，好酒化开，浇入瓶内，封好泥头。春秋五七日即好吃，冬月十日方好。

湖广鲊法 用大鲤鱼十斤，细切丁香块子，去骨并杂物。先用老黄米炒燥碾末，约有升半，配以炒红曲升半，共为末听用。将鱼块称有十斤，用好酒二碗，盐一斤，夏月用盐一斤四两，拌鱼腌磁器内。冬腌半月，春夏十日。取起洗净，布包榨十分干。以川椒二两，砂仁一两，茴香五钱，红豆五钱，甘草少许，为末，麻油一斤八两，葱白头一斤，先合米曲末一升，拌和纳坛中，用石压实。冬月十五日可吃，夏月七八日可吃。吃时再加椒料米醋为佳。

水炸肉 又名擘烧。

将猪肉生切作二指大长条子，两面用刀花界如砖阶样。次将香油、甜酱、花椒、茴香拌匀。将切碎肉揉拌匀了，少顷，锅内下猪脂熬油一碗，香油一碗，水一大碗，酒一小碗，下料拌匀，以浸过为止。再加蒜榔一两，蒲盖焖。肉酥起锅食之。如无脂油，要油气故耳。

清蒸肉 用好猪肉煮一滚，取净方块，水漂过，刮净，将皮用刀界碎。将大小茴香、花椒、草果、官桂，用稀布包作一包，放荡锣内，上压肉块，先将鸡鹅清过好汁，调和滋味，浇在肉上，仍盖大葱、腌菜、

蒜榔入汤锅内，盖住蒸之。食时，去葱蒜菜并包料食之。

炒羊肚儿 将羊肚洗净，细切条子。一边大滚汤锅，一边热熬油锅。先将肚子入汤锅，笊篱一焯，就将粗布扭干汤气，就火急落油锅内炒。将熟，加葱花、蒜片、花椒、茴香、酱油、酒、醋调匀，一烹即起，香脆可食。如迟慢，即润如皮条，难吃。

炒腰子 将猪腰子切开，剔去白膜筋丝，背面刀界花儿。落滚水微焯，漉起，入油锅一炒，加小料、葱花、芫荽、蒜片、椒、姜、酱汁、酒、醋，一烹即起。

蛏鲊 蛏[14]一斤，盐一两，腌一伏时[15]，再洗净控干，布包石压，加熟油五钱，姜、橘丝五钱，盐一钱，葱丝五分，酒一大盏，饭糁一合，磨米拌匀，入瓶泥封，十日可供。鱼鲊同。

又风鱼法 每鱼一斤，盐四钱，加以花椒、砂仁、葱花、香油、姜丝、橘细丝，腌压十日，挂烟熏处。

糖炙肉并烘肉巴 猪肉去皮骨，切作二寸大片。将砂糖少许，去气息，酱、大小茴香、花椒拌肉。见日一晾即收。将香油熬熟，下肉盖定。勿烧火，以酥为度。肉巴，用精嫩切条片，盐少腌之，后用椒料拌肉，见日一晾，炭火铁床上炙之食。

酱蟹、糟蟹、醉蟹三法 香油入酱油内，亦可久留不砂。又法：糟、醋、酒、酱各一碗，蟹多，加盐一碟。又法：用酒七碗，醋三碗，盐二碗，醉蟹亦妙。炭一块，则蟹膏不沙。以白芷一钱入醉蟹，

则膏结实。恐有药气，不佳。

晒虾不变红色 虾用盐炒熟，盛箩内，用井水淋洗去盐，晒干，色红不变。

煮鱼法 凡煮河鱼，先放水下烧，则骨酥。江海鱼，先调滚汁下锅，则骨坚也。

煮蟹青色、蛤蜊脱丁 用柿蒂三五个，同蟹煮，色青。用枇杷核内仁，同蛤蜊煮，脱丁。

造肉酱法 精肉四斤，去筋骨，酱一斤八两，研细盐四两，葱白细切一碗，川椒、茴香、陈皮各五六钱，用酒拌各料并肉如稠粥，入坛封固，晒烈日中十余日。开看干，再加酒，淡，再加盐。又封以泥，晒之。

黄雀鲊 每只治净，用酒洗拭干，不犯水。用麦黄、红曲、盐、椒、葱丝，尝味和为止。却将雀入扁坛内，铺一层，上料一层，装实。以箬盖篾片扦定，候卤出，倾去，加酒浸，密封久用。

①脯鲊类：脯，干肉、肉干。鲊（zhǎ），腌制加工的鱼类食品。此处合指腌制加工的肉类食品。

②搙：音 nù，捻也。以手按、捏。

③莳萝：又名小茴香，气味辛香，可用作调料。

④豮：音 fén，同“豶”，阉割过的猪。

⑤鲨鱼：鲨，音 cǐ。头长，体侧扁，生活于近海。

⑥扦：音 qiān，插。

⑦熝肉：熝（lù），炼、熬。熝肉，即烧肉。

⑧水鸡：青蛙。
⑨算子：算盘。
⑩腺子：细切的肉。
⑪镟子：镟，音 xuàn。铜锡制的盘子。
⑫荡锣：洗涤用具。
⑬不见水洗：指用酒洗。
⑭蛏：音 chēng，双壳纲竹蛏科海产贝类。
⑮一伏时：即一昼夜。

治食有法条例

洗猪肚用面，洗猪脏用砂糖，不气。煮笋，入薄荷，少加盐，或以灰，则不蔹[①]。糟蟹坛上，加皂角半锭，可留久。洗鱼滴生油一二点，则无涎。煮鱼下末香，不腥。煮鹅下樱桃叶数片，易软。煮陈腊肉将熟，取烧红炭投数块入锅内，则不油蔹气。煮诸般肉，封锅口，用楮实子一二粒同煮，易烂又香。夏月肉单用醋煮，可留十日。面不宜生水过，用滚汤停冷过之。烧肉忌桑柴火。酱蟹、糟蟹、忌灯照，照则沙。酒酸，用赤小豆一升，炒焦，袋盛入酒坛中则好。

染坊沥过淡灰，晒干，用以包藏生黄瓜、茄子，至冬月可食。用松毛包藏橘子，三四月不干，绿豆藏橘亦可。

五月以麦面煮成粥糊，入盐少许，候冷，倾入瓮中，收新鲜红色未熟桃，纳满瓮中，封口，至冬月如生。蜜煎黄梅，时换蜜，用细辛放顶上，不生小虫。用腊水同薄荷一握，明矾少许，入瓮中，投浸枇杷、林檎[2]、杨梅于中，颜色不变，味凉可食。

①莶：浓烈不好的味道。

②林檎：檎，音 qín。林檎，即花红、沙果。

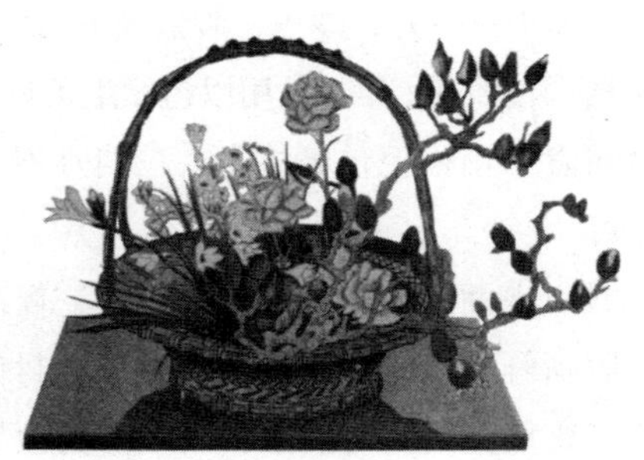

饮馔服食笺
中卷

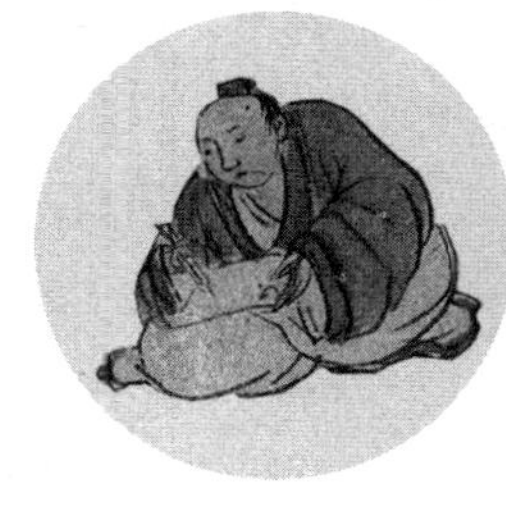

家蔬类

皆余手制，曾经知味者笺入，非漫录也。或传有不同，悉听制度。

配盐瓜菽 老瓜、嫩茄，合五十斤。每斤用净盐二两半，先用半两腌瓜茄一宿，出水。次用橘皮五斤，新紫苏连根三斤，生姜丝三斤，去皮杏仁二斤，桂花四两，甘草二两，黄豆一斗煮，酒五斤，同拌入瓮，合满捺[①]实。箬五层，竹片捺定，箬裹泥封，晒日中。两月取出，入大椒半斤，茴香、砂仁各半斤，匀晾晒在日内，发热乃酥美。黄豆须拣大者，煮烂以麸皮罨[②]熟，去麸皮，净用。

糖蒸茄 牛奶茄嫩而大者，不去蒂，直切成六棱。每五十斤，用盐一两拌匀，下汤焯令变色，沥干，用薄荷，茴香末夹在内，砂糖二斤，醋半盅，浸三宿，晒干还卤，直至卤尽茄干，压扁收藏之。

蒜梅 青硬梅子二斤，大蒜一斤，或囊剥净，炒盐三两，酌量水煎汤，停冷浸之。候五十日后，卤水将变色，倾出再煎其水，停冷浸之，入瓶。至七月后食，梅无酸味，蒜无荤气也。

酿瓜 青瓜坚老而大者，切成两片，去瓤，略用盐，出其水。生姜、陈皮、薄荷、紫苏，俱切作丝，茴香炒，砂仁，砂糖拌匀，入瓜内。用线扎定成个，入酱缸内。五六日取出，连瓜晒干收贮。切碎了晒。

蒜瓜 秋间小黄瓜一斤，石灰、白矾汤焯过，控干，盐半两，腌一宿。又盐半两，剥大蒜瓣三两，捣为泥，与瓜拌匀，倾入腌下水中。熬好酒醋浸，着凉处顿放。冬瓜、茄子同法。

三煮瓜 青瓜坚老者，切作两片，每一斤用盐半两，酱一两，紫苏、甘草少许。腌伏时，连卤夜煮日晒，凡三次。煮后晒，至雨天留甑上蒸之，晒干收贮。

蒜苗干 蒜苗切寸段一斤，盐一两，腌出臭水。略晾干，拌酱糖少许，蒸熟，晒干收藏。

藏芥 芥菜肥者，不犯水，晒至六七分干，去叶。每斤，盐四两，腌一宿。取出，每茎扎成小把，置小瓶中，倒沥尽其水，并前腌出水同煎取清汁，待冷，入瓶封固，夏月食。

绿豆芽　将绿豆冷水浸两宿，候涨换水淘两次，烘干。预扫地洁净，以水洒湿，铺纸一层，置豆于纸上，以盆盖之。一日两次洒水，候芽长。淘去壳，沸汤略焯，姜醋和之，肉炒尤宜。

芥辣　二年陈芥子，研细水调，捺实碗内，韧纸封固。沸汤三五次泡出黄水，覆冷地上，顷后有气，入淡醋解开，布滤去渣。又法：加细辛二三分，更辣。

酱佛手、香橼、梨子　梨子带皮入酱缸内，久而不坏。香橼去瓤酱皮，佛手全酱，新橘皮、石花、面筋，皆可酱食，其味更佳。

糟茄子法　五茄六糟盐十七，更加河水甜如蜜。茄子五斤，糟六斤，盐十七两，河水两小碗拌糟，其茄味自甜。此藏茄法也，非暴用[3]者。又方：中样晚茄，水浸一宿，每斤用盐四两，糟一斤，亦妙。

糟姜方　姜一斤，糟一斤，盐五两，拣社日[4]前可糟，不要见水，不可损了姜皮。用干布擦去泥，晒半干后，糟、盐拌之，入瓮。

糖醋瓜　用六月伏[5]旋[6]摘白生瓜，以五十斤为率[7]，破作两片，去其练，切作寸许大，厚三分三刀块子。然后将箩盛于水，洗净，每十斤用盐五两，缸内盐之，约一个时翻转，再过半时沥起，摊在芦席上，猛日中晒令半干。先切橘皮丝、姜丝、花椒皮、炒盐筛净，将好醋下锅煎沸。每十斤用醋二十二两五钱，好砂糖十两，入盐醋内，倾于器中，候冷，

将瓜干、姜、椒等，入醋拌匀。过宿翻转，又一宿再翻后收藏。只要泡洗器具干净，断水迹，向阴处收藏。

素麸鲊 用好麸[8]六七个，扯如小指大条子，称五斤，入汤内煮三四沸，捺在筲箕[9]内，带热榨干。先焙莳萝、茴香共半合，碾碎，不可细了。拣花椒片小半合，赤曲米大半合，以汤泡软。披葱头须半碗，杏仁一合许，去皮尖，擂碎，用酒调荡，熬油二两于锅内，候熟住火。先倾杏仁入油沸过，次下麸及料物，用铁铲频翻三四转，尝其咸淡，逐渐笊于器中。将温赤曲旋渗入捺实，以荷叶盖上，用竹片拴定，以石压之，三四个时辰可用。

又笋鲊方 春间取嫩笋，剥尽，去老头，切作四分大、一寸长块，上笼蒸熟，以布包裹，榨作极干，投于器中，下油用。制造与麸鲊同。

糟萝卜方 萝卜一斤，盐三两，以萝卜不要见水，揩净，带须半根晒干。糟与盐拌过，次入萝卜又拌过，入瓮。此方非暴吃者。

做蒜苗方 苗用些少盐腌一宿，晾干，汤焯过，又晾干。以甘草汤拌过，上甑蒸之，晒干入瓮。

三和菜 淡醋一分，酒一分，水一分，盐、甘草调和其味得所。煎滚下菜，姜丝、橘皮丝各少许，白芷一二小片掺菜上，重汤顿，勿令开，至熟食之。

暴齑 菘菜嫩茎，汤焯半熟，扭干，切作碎段。少加油略炒过，入器内，加醋些少，停少顷食之。

胡萝卜菜　取红细胡萝卜切片，同切芥菜，入醋略腌片时，食之甚脆。仍用盐些少，大小茴香、姜、橘皮丝同醋共拌，腌食。

胡萝卜鲊　俗名红萝卜也。

切作片子，滚汤略焯，控干，入少许葱花、大小茴香、姜、橘皮丝、花椒末、红曲研烂，同盐拌匀，腌一时，食之。

又方：白萝卜、茭白生切，笋煮熟，三物俱同此法作鲊，可供。

晒淡笋干　鲜笋猫儿头[10]，不拘多少，去皮，切片条，沸汤焯过，晒干收贮。用时，米泔水浸软，色白如银。盐汤焯，即腌笋矣。

蒜菜　用嫩白冬菜切寸段。每十斤用炒盐四两，每醋一碗，水二碗，浸菜于瓮内。

做瓜法　用坚硬生瓜，切开去瓤，揩干，不要犯水，切三角小块。以十斤为率，用盐半斤，放在大盆内浸一宿，明早以麻布袋之，用石压干。莳萝、茴香、花椒、橘皮、紫苏、生姜各五钱，俱切丝，和瓜拌匀。好砂糖十两，以醋三碗，碾糖极烂，以磁器盛之。把在日中晒，频翻转，以汁尽为度，干则入瓶收贮。

淡茄干方　用大茄洗净，锅内煮过，不要见水，擘开，用石压干，趁日色晴，先把瓦晒热，摊茄子于瓦上，以干为度。藏至正二月内，和物匀食，其味如新茄之味。

十香咸豉方

生瓜并茄子相半，每十斤为率，用盐十二两，先将内四两腌一宿，沥干。生姜丝半斤，活紫苏连梗切断半斤，甘草末半两，花椒拣去梗核碾碎二两，茴香一两，莳萝一两，砂仁二两，藿叶半两，如无亦罢。先五日，将大黄豆一升煮烂，用炒麸皮一升拌，罨做黄子，待熟过筛去麸皮，止用豆豉。用酒一瓶，醋糟大半碗，与前物共和打拌。泡干净瓮入之，捺实。用箬四五重盖之，竹片廿字扦定，再将纸箬扎瓮口，泥封，晒日中，至四十日取出，略晾干，入瓮收之。如晒可二十日，转过瓮，使日色周遍。

又造芥辣法　用芥菜子一合，入擂盆研细，用醋一小盏，以水和之。再用细绢挤出汁，置水缸凉处。临用时，再加酱油醋调匀，其辣无比，其味极妙。

芝麻酱方　熟芝麻一斗，捣烂，用六月六日水煎滚晾冷，用坛调匀，水淹一手指，封口。晒五七日后，开坛，将黑皮去后，加好酒酿糟三碗，好酱油三碗，好酒二碗，红曲末一升，炒绿豆一升，炒米一升，小茴香末一两，和匀，过二七日后用。

盘酱瓜茄法　黄子[11]一斤，瓜一斤，盐四两，将瓜擦原腌瓜水拌匀。酱黄每日盘二次，七七四十九日入坛。

干闭瓮菜　菜十斤，炒盐四十两，用缸腌菜，一层菜，一层盐，腌三日，取起菜，入盆内揉一次，将另过一缸，盐卤收起听用。又过三日，又将菜取起，又揉一次，将菜另过一缸，留盐汁听用。如此九遍完，入瓮内，一层菜上，洒花椒、小茴香一层，又装菜，如此紧紧实实装好，将前留起菜卤，每坛浇三碗，泥起，过年可吃。

撒拌和菜 将麻油入花椒，先时熬一二滚收起。临用时，将油倒一碗，入酱油、醋、白糖些少，调和得法，安起。凡物用油拌的，即倒上些少拌吃，绝妙。如拌白菜、豆芽，水芹，须将菜入滚水焯熟，入清水漂着。临用时，榨干拌油方吃，菜色青翠不黑，又脆可口。

水豆豉法 好黄子十斤，好盐四十两，金华甜酒十碗。先日用滚汤二十碗，充调盐作卤，留冷淀清听用。将黄子下缸，入酒、入盐水，晒四十九日，完，方下大小茴香各三两，草果五钱，官桂五钱，木香三钱，陈皮丝一两，花椒一两，干姜丝半斤，杏仁一斤，各料和入缸内，又晒又打三日，将坛装起，隔年吃方好，蘸肉吃更妙。

倒纛[12]菜 每菜一百斤，用盐五十两腌了，入坛装实。用盐卤调毛灰如干面，糊口上，摊过封好，不必草塞。

辣芥菜清烧 用芥菜，不要落水，晾干软了，用滚汤一焯就起，笊篱捞在筛子内晾冷。将焯菜汤晾冷，将筛子内菜用松盐些少撒拌入瓶，后加晾冷菜卤浇上，包好安顿冷地上。

蒸干菜　将大棵好菜择洗干净，入沸汤内焯五六分熟，晒干。用盐、酱、莳萝、花椒、砂糖、橘皮同煮极熟，又晒干，并蒸片时，以磁器收贮。用时，着香油揉，微用醋，饭上蒸食。

鹌鹑茄　拣嫩茄切作细缕，沸汤焯过，控干。用盐、酱、花椒、莳萝、茴香、甘草、陈皮、杏仁、红豆，研细末，拌匀，晒干，蒸过收之。用时，以滚汤泡软，蘸香油炸之。

食香瓜茄　不拘多少，切作棋子，每斤用盐八钱，食香同瓜拌匀，于缸内腌一二日，取出控干。日晒，晚复入卤水内，次日又取出晒。凡经三次，勿令太干，装入坛内用。

糟瓜茄　瓜茄等物，每五斤，盐十两，和糟拌匀。用铜钱五十文，逐层铺上，经十日取钱，不用别换糟，入瓶收久，翠色如新。

茭白鲊　鲜茭切作片子，焯过，控干。以细葱丝，莳萝、茴香、花椒、红曲研烂，并盐拌匀，同腌一时食。藕梢鲊同此造法。

糖醋茄　取新嫩茄，切三角块，沸汤漉过，布包榨干，盐腌一宿，晒干。用姜丝、紫苏拌匀，煎滚糖醋泼浸，收入磁器内。瓜同此法。

糟姜　社前取嫩姜，不拘多少，去芦擦净。用酒和糟盐拌匀入磁坛中，上加砂糖一块，箬叶扎口，泥封。七日可食。

腌盐菜　白菜削去根及黄老叶，洗净控干。每菜十斤，用盐十两，甘草数茎，以净瓮盛之，将盐撒入菜丫内，摆于瓮中，入莳萝少许，以手按实。至半瓮，再入甘草数茎，候满瓮，用砖石压定。腌三日后，将菜倒过，扭去卤水，于干净器内另放。忌生水。却将卤水浇菜内。候七日，依前法再倒，用新汲水淹浸，仍用砖石压之。其菜味美香脆。若至春间食不尽者，于沸汤内焯过，晒干收之。夏间将菜温水浸过，压干，入香油拌匀，以磁碗盛于饭上，蒸过食之。

蒜冬瓜 拣大者去皮瓤，切如一指阔。以白矾、石灰煎汤焯过，漉出控干。每斤用盐二两，蒜瓣三两，捣碎，同冬瓜装入磁器，添以熬过好醋浸之。

腌盐韭法 霜前拣肥韭无黄梢者，择净，洗，控干。于磁盆内铺韭一层，糁盐一层，候盐、韭匀铺尽为度。腌一二宿，翻数次，装入磁器内，用原卤，加香油少许尤妙。或就韭内腌小黄瓜、小茄儿，别用盐腌去水，韭内拌匀收贮。

造谷菜法 用春不老菜苔，去叶洗净，切碎如钱眼子大，晒干水气，勿令太干。以姜丝炒黄豆瓣，每菜一斤，用盐一两。入食香相停，揉回卤性，装入罐内，候熟随用。

黄芽菜 将白菜割去梗叶，只留菜心，离地二寸许，以粪土壅平，用大缸覆之。缸外以土密壅，勿令透气。半月后取食，其味最佳。黄芽韭、姜芽、萝卜芽、川芎芽，其法亦同。

酒豆豉方 黄子一斗五升，筛去面令净，茄五斤，瓜十二斤，姜一斤十四两，橘丝随放，小茴香一升，炒盐四斤六两，青椒一斤，一处拌入瓮中，捺实。倾金花酒或酒娘[13]，淹过各物两寸许，纸箬扎缚，泥封。露四十九日，坛上写东西字记号，轮晒日满，倾大盆内，晒干为度，以黄草布罩盖。

红盐豆 先将盐霜梅一个，安在锅底下，淘净大粒青豆盖梅。又在豆中作一窝，下盐在内。用苏木煎水，入白矾些少，沿锅四边浇下，平豆为度。用火烧干，豆熟，盐又不泛而红。

五美姜 嫩姜一斤，切片，用白梅半斤，打碎，去仁，入炒盐二两拌匀，晒三日。次入甘松一钱，甘草五钱，檀香末二钱又拌，晒三日收用。

腌芥菜每菜十斤，用盐八两为则。 十月内，采鲜嫩芥菜，切碎，汤焯，带水捞于盆内，与生莴苣、熟麻油、芥花、芝麻、盐，拌匀，实于瓮内。三五日吃，至春不变。

食香萝卜每萝卜十斤，用盐八两腌之。 切作骰子大，盐腌一宿，日中晒干，切姜、橘丝、大小茴香，拌匀，煎滚热醋浇上。用磁瓶盆盛，日中晒干收贮。

糟萝卜茭白笋菜瓜茄等物 用石灰、白矾煎汤，冷定，将前物浸一伏时，将酒滚热泡糟，入盐，又入铜钱一二文，量糟多少加入，腌十日取起。另换好糟，入盐酒拌入坛内收贮，箬扎泥封。

五辣醋方 酱一匙，醋一钱，白糖一钱，花椒五七粒，胡椒一二粒，生姜一分，或加大蒜一二蒲，更妙。

①捺：音 nà，按也。
②罨：音 yǎn，掩盖，覆盖。
③暴用：仓促急用。
④社日：祭祀灶神的日子。立春后第五戊日为春社，立秋后第五戊日为秋社。
⑤伏：伏日，盛夏三伏之时。
⑥旋：音 xuàn，急，随即。
⑦率：音 lǜ，规格，标准。
⑧麸：此处指"麸筋"，即面筋。
⑨筲箕：筲，音 shāo。淘米或盛米、盛饭用的竹器。
⑩猫儿头：即茅竹笋之透于腊月及正月，形短小而箨（音 tuò，竹皮、笋壳）有毛者。
⑪黄子：即黄豆。
⑫纛：音 dào，古时军队或仪仗队的大旗。
⑬酒娘：即酒酿的别称。为江米酒。

野蔌类

余所选者，与王西楼[①]远甚，皆人所知可食者，方敢录存，非三所择，有所为而然也。

黄香萱　夏时采花洗净，用汤焯，拌料可食。入熝素品，如豆腐之类极佳。凡欲食此野菜品者，须要采洗洁净，仍看叶背心有无小虫，不令误食。先办料头，每醋一大酒盅，入甘草末三分，白糖霜

一钱，麻油半盏，和起作拌菜料头。或加捣姜些少，又是一制。凡花菜采来，洗净，滚汤焯起，速入水漂一时，然后取起榨干，拌料供食，其色青翠，不变如生，且又脆嫩不烂，更多风味。家菜亦如此法。他若炙爆作齑，不在此制。

甘菊苗　甘菊花春夏旺苗，嫩头采来，汤焯如前法食之。以甘草水和山药粉，拖苗油炸，其香美佳甚。

枸杞头　枸杞子嫩叶及苗头，采取如上食法，可用以煮粥更妙。四时惟冬食子。

菱科　夏秋采之，去叶去根，惟留梗上圆科，如上法熟食亦佳，糟食更美。野菜中第一品也。

莼菜　四月采之，滚水一焯，落水漂用。以姜醋食之亦可。作肉羹亦可。

野苋菜　夏采熟食，拌料炒食俱可，比家苋更美。

野白荠　四时采嫩者，生熟可食。

野萝卜　菜似萝卜，可采根苗熟食。

蒌蒿　春初采心苗，入茶最香，叶可熟食。夏秋茎可作齑。

黄连头　即药中黄连，采头，盐腌晒干，入茶最佳，或以熟食亦美。

水芹菜　春月采取，滚水焯过，姜醋麻油拌食，香甚。或汤内加盐焯过，晒干，或就入茶供亦妙。

茉莉叶　茉莉花嫩叶采洗净，同豆腐熝食，绝品。

鹅脚花　采单瓣者可食，千瓣者伤人。汤焯，加盐拌料，亦可熝食，如入瓜齑炒食俱可。春时食苗。

栀子花一名薝卜。　采花洗净，水漂去腥，用面入糖盐作糊，拖花油炸食

金豆儿即决明子。　采豆汤焯，可供茶料，香美甘口。

金雀花　春初采花，盐汤焯，可充茶料，拌料亦可供馔。

紫花儿　花叶皆可食。

香春芽　采头芽，汤焯，少加盐，晒干，可留年余。以芝麻拌供。新者可入茶。最宜炒面筋食，佳。熝豆腐素菜，无一不可。

蓬蒿　采嫩头，二三月中方盛，取来洗净，加盐少腌，和粉作饼，油炸，香美可食。

灰苋菜　采成科[②]，熟食、煎炒俱可。比家苋更美。

桑菌柳菌　俱可食，采以同素品熝食。

鹅肠草粗者是。　采，可焯熟拌料食之。

鸡肠草　同上食。

绵絮头　色白，生田埂上，采洗净，捣如绵，同粉面作饼食。

荞麦叶　八九月采初出嫩叶，熟食。

西洋太紫　七八月采叶熝豆腐，妙品。

蘑菇　采取晒干，生食作羹，美不可言。素食中之佳品也。

竹菇　此更鲜美，熟食无不可者。

金莲花　夏采叶梗浮水面，汤焯，姜、醋、油拌食之。

天茄儿　盐焯供茶，姜醋拌供馔。

看麦娘　随麦生垄上，春采熟食。

狗脚迹　生霜降时，叶如狗脚，采以熟食。

斜蒿　三四月生，小者全科可用，大者摘嫩头，汤中焯过，晒干。食时，再用汤泡料拌食之。

眼子菜　六七月采，生水泽中，青叶紫背，茎柔滑细，长数尺，采以汤焯，熟食。

地踏叶　一名地耳，春夏中生雨中，雨后采。用姜醋熟食。日出即没而干枝。

窝螺荠　正二月采之，熟食。

马齿苋　初夏采，沸汤焯过，晒干，冬用旋食。

马兰头　二三月丛生，熟食，又可作齑。

茵陈蒿即青蒿儿。　春时采之，和面作饼炊食。

雁儿肠　二月生，如豆芽菜，熟食，生亦可食。

野茭白菜　初夏生水泽旁，即茭芽儿也，熟食。

倒灌荠　采之熟食。亦可作齑。

苦麻苔　三月采，用叶，捣和面作饼食之。

黄花儿　正二月采，熟食。

野荸荠　四时采，生熟可食。

野绿豆　叶茎似绿豆而小，生野田，多藤蔓，生熟皆可食。

油灼灼　生水边，叶光泽，生熟皆可食。又可腌作干菜蒸食。

板荞荞 正二月采之，炊食。三四月不可食矣。

碎米荠 三月采，止可作齑。

天藕儿 根如藕而小，炊熟作藕菜，拌料食之。叶不可食。

蚕豆苗 二月采为茹[3]，麻油炒，下盐酱煮之，少加姜葱。

苍耳菜 采嫩叶，洗焯，以姜盐苦酒拌食，去风湿。子可杂米粉为糗。

芙蓉花 采花，去心蒂，滚汤泡一二次，同豆腐少加胡椒，红白可爱。

葵菜 比蜀葵丛短而叶大，性温。 采叶，与作菜羹同法食。

丹桂花 采花，洒以甘草水，和米舂粉作糕。清香满颊。

莴苣菜 采梗，去叶去皮，寸切，以滚汤泡之，加姜油糖醋拌之。

牛蒡子 十月采根，洗净，煮毋太甚，取起捶碎扁压干。以盐、酱、萝、姜、椒、熟油诸料拌，浸一二日收起，焙干。如肉脯味。

槐角叶 采嫩叶细净者，捣为汁，和面作淘[4]，以醋、酱为熟齑食。

椿树根 秋前采根，捣筛，和面作小面块，清水煮服。

百合根 采根瓣，晒干，和面作汤饼蒸食。甚

益气血。

栝楼根 深掘大根，削皮至白，寸切，水浸，一日一换。至五七日后收起，捣为浆末。以绢滤其细浆粉，候干为粉，和粳米为粥，加以奶酪，食之甚补。

雕菰米 雕菰，即今胡穄[⑤]也。曝干，砻[⑥]洗造饭，香不可言。

锦带花 采花作羹，柔脆可食。

菖蒲 石菖蒲、白术，煮，为末，每一斤用山药三斤，炼蜜水和入面内，作饼蒸食。

李子 取大李子，剜去核，用白梅、甘草，泡滚汤焯之，以白糖和松子、榄仁研末填入，甑上蒸熟食之。

山芋头 采芋为片，用榧子煮过去苦，杏仁为末，少加酱水或盐和面，将芋片拖煎食之。

东风荠即荠菜也。 采荠一二斤，洗净，入淘米三合水三升、生姜一芽头，捶碎，同入釜中和匀，上浇麻油一蚬壳，再不可动，以火煮之。动则生油气也。不着一些盐醋。若知此味，海陆八珍皆可厌也。

玉簪花 采半开蕊，分作二片，或四片，拖面煎食。若少加盐、白糖，入面调匀拖之，味甚香美。

栀子花又一法再录。 采半开花，矾水焯过，入细葱丝、大小茴香、花椒、红曲、黄米饭研烂，同盐拌匀，腌压半日食之。用矾焯过，用蜜煎之，其味亦美。

木菌 用朽桑木、樟木、楠木，截成一尺长段，腊月扫烂叶，择肥阴地，和木埋于深畦，如种菜法。春月用米泔水浇灌，不时菌出，逐日灌以三次，即大如拳。采同素菜炒食，作脯俱美。木上生者，且不伤人。

藤花 采花洗净，盐汤洒拌匀，入甑蒸熟，晒干，可作食馅子，美甚。荤用亦佳。

江荠 生腊月，生熟皆可食。花时勿食，但可作齑。

商陆 采苗茎洗净，蒸熟，食加盐料。紫色者味佳。

牛膝 采苗如剪韭法，可食。

湖藕 采生考，截作寸块，汤焯，盐腌去水。葱油少许，姜橘丝、大小茴香、黄米饭研烂，细拌，荷叶包压，隔宿食之。

防风 采苗可作菜食，汤焯，料拌，极去风。

芭蕉 蕉有二种，根黏者为糯蕉，可食。取根，切作手大片子，灰汁煮令熟，去灰汁。又以清水煮，易以二次，令灰味尽。取压干，以盐、酱、大小茴香、花胡椒、干姜、熟油，研拌蕉根，入缸钵中腌一二日，取出少焙，略敲令软。食之，全似肥肉。

水菜 状似白菜，七八月间生田头水岸，丛聚色青。汤焯，酱煮可食。

莲房 取嫩去皮子并蒂，入灰煮，又以清水煮去灰味，同蕉脯法焙干，石压令扁，作片食之。

苦益菜即胡麻。　取嫩叶作羹，大甘脆滑。

松花蕊　采，去赤皮，取嫩白者，蜜渍之，略烧令蜜熟，勿太熟，极香脆美。

白芷　采嫩根，蜜渍糟藏皆可食。

防风芽　采嫩芽如胭脂色者，如常菜料拌食之。

天门冬芽　川芎芽，水藻芽，牛膝芽，菊花芽，荇菜芽，同上拌料熟食。

水苔　春初采嫩者，淘择令极净，更要去沙石虫子，以石压干，入盐、油、花椒，切韭芽同拌入瓶，再加醋、姜，食之甚美。又可油炒，加盐酱亦善。

蒲芦芽　采嫩芽切断，以汤焯，布裹压干，加料如前作鲊，妙甚。

凤仙花梗　采梗肥大者，去皮，削令干净，早入糟，午间食之。

红花子　采子，淘去浮者，碓内捣碎，入汤泡汁。更捣更煎汁，锅内沸，入醋点住，绢挹之。似肥肉，入素食极精。

金雀花　春初开，形状金雀，朵朵可摘。用汤焯，作茶供。或以糖霜、油、醋拌之，可作菜，甚清。

寒豆芽　用寒豆淘净，将蒲包趁湿包裹，春冬置炕旁近火处，夏秋不必，日以水喷之，芽出，去壳洗净，汤焯，入茶供。芽长作菜食。

黄豆芽　大黄豆如上法，待其出芽些少许，取起，淘去壳，洗净煮熟，加以香蕈、橙丝、木耳、佛手、柑丝拌匀，多着麻油、糖霜，入醋拌供，美甚。

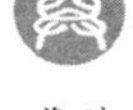

注

①王西楼：明代高邮州人，著有《野菜谱》。
②科：量词，植物株数计量单位，义同“棵”。
③茹：蔬菜。
④淘：面条类食物。
⑤穄：音jì，不黏的黍类。
⑥砻：音lóng，去掉稻壳。

酝[1]造类

此皆山人家养生之酒，非甜即药，与常品迥异，豪饮者勿共语也。

桃源酒 白曲二十两，锉如枣核，水一斗浸之，待发。糯米一斗，淘极净，炊作烂饭，摊冷。以四时消息气候，投放曲汁中，搅如稠粥，候发。即更投二斗米饭，尝之，或不似酒，勿怪。候发，又二斗米饭，其酒即成矣。如天气稍暖，熟后三五日，瓮头有澄清者，先取饮之，纵令酣酌，亦无伤也。此本武陵桃源中得之，后被《齐民要术》中采缀编录，皆失其妙，此独真本也。今商议以空水浸米尤妙。每造，一斗水煮取一升，澄清汁，浸曲，俟发。经一日，炊饭候冷，即出瓮中，以曲麦和，还入瓮中。每投皆如此。其第三第五，皆待酒发后，经一日投之。五投毕，待发定，讫一二日可压，即大半化为酒。如味硬，即每一斗蒸三升糯米，取大麦蘖曲一大匙，白曲末一大分，熟[2]搅和，盛葛布袋中，纳入酒甏[3]，

候甘美，即去其袋。然造酒北方地寒，即如人气[④]投之，南方地暖，即须至冷为佳也。

香雪酒 用糯米一石，先取九斗，淘淋极清，无浑脚[⑤]为度。以桶量米准作数，米与水对充，水宜多一斗，以补米脚，浸于缸内。后用一斗米，如前淘淋，炊饭埋米上，草盖覆缸口二十余日。候浮，先沥饭壳，次沥起米，控干炊饭，乘热，用原浸米水澄去水脚。白曲作小块二十斤，拌匀米壳蒸熟，放缸底。如天气热，略出火气。打拌匀后，盖缸口，一周时，打头耙[⑥]，打后不用盖。半周时，打第二耙。如天气热，须再打出热气。三耙打绝，仍盖缸口候熟，如用常法。大抵米要精白，淘淋要清净，耙要打得热气透则不致败耳。

碧香酒 糯米一斗，淘淋清净，内将九升浸瓮内，一升炊饭。拌白曲末四两，用笃[⑦]埋所浸米内，候饭浮，捞起。蒸九升米饭，拌白曲末十六两。先将净饭置瓮底，次以浸米饭置瓮内，以原淘米浆水十斤，或二十斤，以纸四五重密封瓮口。春数日，如天寒，一月熟。

腊酒 用糯米二石，水与酵二百斤足称，白曲四十斤足称，酸饭二斗，或用米二斗起酵，其味浓而辣。正腊中造煮时，大眼篮二个，轮置酒瓶在汤内，与汤齐滚，取出。

建昌红酒 用好糯米一石，淘净，倾缸内，中留一窝，内倾下水一石二斗。另取糯米二斗煮饭，摊冷，作一团放窝内。盖讫，待二十余日饭浮，浆酸，擁[8]去浮饭，沥干浸米。先将米五斗淘净，铺于甑底，将湿米次第上去．米熟，略摊气绝，翻在缸内中盖下，取浸米浆八斗、花椒一两，煎沸，出锅待冷。用白曲三斤，捶细，好酵母三碗，饭多少如常酒放酵法，不要厚了。天道极冷放暖处，用草围一宿。明日早，将饭分作五处，每放小缸中，用红曲一升，白曲半升取酵，亦作五分。每分和前曲饭同拌匀，舀在缸内，将余在熟米尽放面上盖定。候二日打扒。如面厚，三五日打一遍，打后，面浮涨足，再打一遍，仍盖下。十一月，二十日熟；十二月，一月熟；正月，二十日熟。余月不宜造。榨取澄清，并入白檀少许，包裹泥定。头糟用熟水随意副入，多二宿便可榨。

五香烧酒　每料糯米五斗，细曲十五斤，白烧酒三大坛，檀香、木香、乳香、川芎、没药各一两五钱，丁香五钱，人参四两，各为末。白糖霜十五斤，胡桃肉二百个，红枣三升，去核。先将米蒸熟，晾冷，照常下酒法，则要落在瓮口缸内，好封口。待发，微热，入糖并烧酒、香料、桃枣等物在内，将缸口厚封，不令出气。每七日开打一次，仍封，至七七日，上榨如常。服一二杯，以腌物压之，有春风和煦之妙。

山芋酒　用山药一斤，酥油三两，莲肉三两，冰片半分，同研如弹[9]。每酒一壶，投药一二丸，热服有益。

葡萄酒　法用葡萄子取汁一斗，用曲四两，搅匀，

入瓮中封口，自然成酒，更有异香。又一法：用蜜三斤，水一斗，同煎，入瓶内，候温入曲末二两，白酵二两，湿纸封口，放净处。春秋五日，夏三日，冬七日，自然成酒，且佳。行功导引之时，饮一二杯，百脉流畅，气运无滞，助道所当不废。

黄精酒 用黄精四斤，天门冬去心三斤，松针六斤，白术四斤，枸杞五斤，俱生用，纳釜中。以水三石煮之一日，去渣，以清汁浸曲，如家酝法。酒熟，取清任意食之。主除百病，延年，变须发，生齿牙，功妙无量。

白术酒 白术二十五斤，切片，以东流水二石五斗，浸缸中二十日，去滓，倾汁大盆中，夜露天井中五夜，汁变成血，取以浸曲作酒，取清服，除病延年，变发坚齿，面有光泽，久服延年。

地黄酒 用肥大地黄切一大斗，捣碎，糯米五升作饭，曲一大升，三物于盆中揉熟，相匀倾入瓮中泥封。春夏二十一日，秋冬须二十五日。满日开看，上有一盏绿液，是其精华，先取饮之；余以生布绞汁如饴，收贮，味极甘美，功效同前。

菖蒲酒 取九节菖蒲生捣绞汁五斗。糯米五斗，炊饭。细曲五斤，相拌令匀，入磁坛密盖二十一日即开。温服，日三服之。通血脉，滋荣卫，治风痹、骨立[10]、萎黄，医不能治。服一剂，百日后，颜色光彩，足力倍常，耳目聪明，发白变黑，齿落更生，夜有光明，延年益寿，功不尽述。

羊羔酒 糯米一石，如常法浸浆。肥羊肉七斤，曲十四两，杏仁一斤，煮去苦水。又同羊肉多汤煮烂，留汁七斗，拌前米饭，加木香一两同酝，不得犯水。十日可吃，味极甘滑。

天门冬酒 醇酒一斗，用六月六日曲末一升，好糯米五升，作饭。天门冬煎五升，米须淘讫，晒干，取天门冬汁浸。先将酒浸曲，如常法，候熟，炊饭适寒温用，煎汁和饭，令相入投之。春夏七日，勤看勿令热，秋冬十日熟。东坡诗云“天门冬熟新年喜，曲米春香并舍闻”是也。

松花酒 三月取松花如鼠尾者，细锉一升，用绢袋盛之。造白酒熟时，投袋于酒中心，井内浸三日，取出，漉酒饮之。其味清香甘美。

菊花酒 十月采甘菊花，去蒂，只取花二斤，择净入醅[11]内搅匀，次早榨，则味香清冽。凡一切有香之花，如桂花、兰花、蔷薇，皆可仿此为之。

五加皮三骰酒 法用五加根茎、牛膝、丹参、枸杞根、金银花、松节、枳壳枝叶，各用一大斗，以水三大石，于大釜中煮取六大斗，去滓澄清水，准几水数浸曲，即用米五大斗炊饭，取生地黄一斗，捣如泥，拌下。二次用米五斗炊饭，取牛蒡子根，细切二斗，捣如泥，拌饭下。三次用米二斗炊饭，大蓖麻子一斗，熬捣令细，拌饭下之。候稍冷热，一依常法。酒味好，即去糟饮之。酒冷不发，加以曲末投之。味苦薄，再炊米二斗投之。若饭干不发，取诸药物煎汁热投。候熟去糟，时常饮之，多少常令有酒气。男女可服，亦无所忌。服之去风劳冷气，身中积滞宿疾，令人肥健，行如奔马，巧妙更多。

注

①酝：音yùn，酿也。
②熟：仔细，周详。
③甏：音pèng，腹大口小的瓦器。
④人气：指人的体温。此处谓将米的温度掌握在同人体温相当的程度。
⑤浑脚：脚，残渣。浑脚，酒瓶或酒坛下部酒的沉浊物。
⑥耙：此处指造酒中的翻扒。
⑦篘：音chōu，竹制的滤酒器具。
⑧漉：音lù，捞取。
⑨如弹：指丸如弹子大小。
⑩骨立：人消瘦到极点。
⑪醅：音pēi，没滤过的米酒。

曲类

造酒美恶，全在曲精水洁。故曲为要药。若曲失其妙，酒何取焉？故录曲之妙方于后。

白曲 白面一担，糯米粉一斗，水拌，令干湿调匀，筛子格过，踏成饼子，纸包挂当风处，五十日取下，日晒夜露。每米一斗，下曲十两。

内府秘传曲方 白面一百斤，黄米四斗，绿豆三斗。先将豆磨去壳，将壳簸出，水浸放置一处听用。

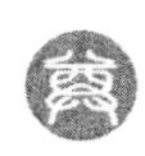

次将黄米磨末入面，并豆末和作一处，将收起豆壳浸水，倾入米面豆末内和起。如干，再加浸豆壳水，以可捻成块为准。踏作方曲，以实为佳，以粗桌晒六十日，三伏内做方好。造酒每石入曲七斤，不可多放，其酒清冽。

莲花曲 莲花三斤，白面一百五十两，绿豆三斗，糯米三斗，俱磨为末，川椒八两，如常造踏。

金茎露曲 面十五斤，绿豆三斗，糯米三斗为末踏。

襄陵曲 面一百五十斤，糯米三斗磨末，蜜五斤，川椒八两。

红白酒药 用草果五个，青皮、官桂、砂仁、良姜、茱萸、光乌各二斤，陈皮、黄柏、香附子、苍术、干姜、甘菊花、杏仁各一斤，姜黄、薄荷各半斤，每药料共称一斤，配糯米粉一斗，辣蓼二斤或五斤，水姜二斤捣汁，和滑石末一斤四两，如常法罨之。上料更加荜茇、丁香、细辛、三奈、益智、丁皮、砂仁各四两。

东阳酒曲 白面一百斤，桃仁三斤，杏仁三斤，草乌一斤，乌头三斤去皮，可减去其半，绿豆五升煮熟，木香四两，官桂八两，辣蓼[①]十斤，水浸七日。沥母藤十斤，苍耳草十斤二味桑叶包，同蓼草三味，入锅煎煮绿豆。每石米内，放曲十斤，多则不妙。

蓼曲 用糯米不拘多少，以蓼捣汁，浸一宿，漉出，以面拌匀，少顷，筛出浮面，用厚纸袋盛之，

挂通风处。夏月制之，两月后可用。以之造酒，极醇美可佳。

注

①蓼：音 liǎo。草本植物，生长在水边或水中，味辛辣。

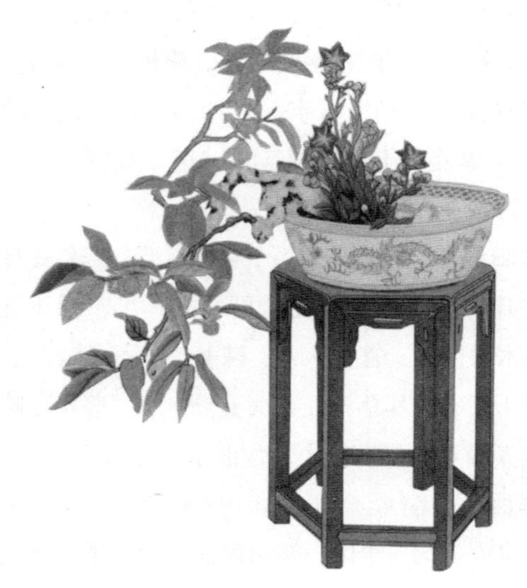

饮馔服食笺 下卷

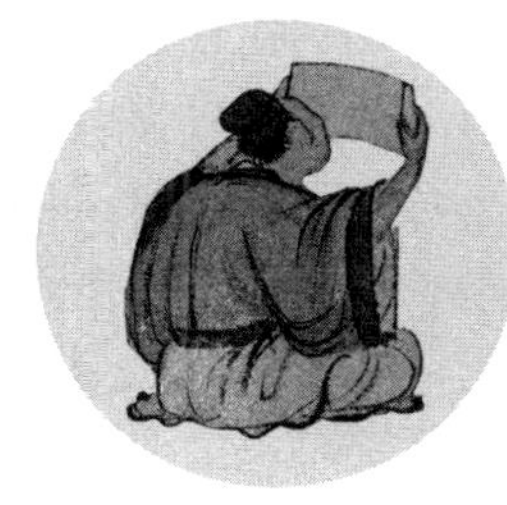

甜食类

起糖卤法凡做甜食，先起糖卤，此内府秘方也。白糖十斤，或多少任意，今以十斤为率。用行灶[①]安大锅，先用凉水二杓半，若杓小糖多，斟酌加水在锅内，用木耙搅碎，微火一滚，用牛乳另调水二杓点之。如无牛乳，鸡子清调水亦可。但滚起即点，却抽柴息火，盖锅闷一顿饭时，揭开锅，将灶内一边烧火，待一边滚，但滚即点。数滚如此点之，糖内泥泡沫滚在一边，将漏杓捞出泥泡，锅边滚的沫子又恐焦了，将刷儿蘸前调的水频刷。第二次再滚的泥泡聚在一边，将漏杓捞出。第三次用紧火将白水点滚处，沫子、牛乳滚在一边聚。一顿饭时，沫

子捞得干净，黑沫去尽，白花见方好。用净绵布滤过入瓶。凡家伙俱要洁净，怕油腻不洁。故凡做甜食，若用黑砂糖，先须不拘多少，入锅煎大滚，用细夏布[②]滤过，方好作用。白糖霜预先晒干方可。

炒面方 白面要重罗三次，将入大锅内，以木耙炒得大熟，上桌，轱铲槌碾细，再罗一次，方好作甜食。凡用酥油，须要新鲜，如陈了，不堪用矣。

松子饼方 松子饼，计一料：酥油六两，白糖卤六两，白面一斤。先将酥油化开，温入瓦盒内，倾入糖卤擦匀。次将白面和之，揉擦匀净，置桌上擀平，用铜圈印成饼子，上栽松仁，入拖盘，熯[③]燥用。

面和油法 不拘斤两，用小锅，糖卤用二杓，随意多少酥油，下小锅煎过，细布滤净，用生面随手下，不稀不稠，用小耙儿炒至面熟方好。先将糖卤熬得有丝，棍蘸起视之，可斟酌倾入油面锅内打匀，掇起锅，乘热泼在案上，擀开，切象眼块。

松子海啰噼[④]方核桃仁，瓜仁同用。 糖卤入小锅，熬一顿饭时，搅冷，随手下炒面，后下刬[⑤]碎松子仁搅匀。案上抹酥油，泼在案上擀开，切象眼块子。凡切块，要乘温切，若冷硬，难切恐碎。

白闰方 糖卤少加酥油同熬，炒面随手下，搅匀，上案擀开，切像眼块子。若用铜圈印之，即为甘露饼。

雪花酥方 油下小锅化开滤过，将炒面随手下，搅匀，不稀不稠，掇锅离火，洒白糖末下在炒面内，搅匀和成一处，上案擀开，切象眼块。

芝什麻方 糖卤下小锅熬至有丝。先将芝麻去皮晒干，或微炒干，研成末，随手下在糖内，搅匀和成一处，不稀不稠。案上先洒芝麻末使不沾，乘热泼在案面上，仍着芝麻末使不沾。轱轳槌擀开，切象眼块。

黄闰方 家常亦同。黑沙糖滤过，同糖卤一处熬，蜂蜜少许，热成晾冷，随手下炒面。案上仍着酥油，擀开，切象眼块。

薄荷切方 薄荷晒干，碾成细末。将糖卤下小锅熬至有丝，先下炒面少许，后下薄荷末，和成一处。案上先洒薄荷末，乘热上案，面上仍用薄荷末，擀开，切象眼块。

一窝丝方 用细石板上一片，抹熟香油，又用炒面罗净，预备。

糖卤下锅熬成老丝，倾在石板上。用切刀二把，转遭掠起，待冷将稠，用手揉拔扯长，双折一处，越拔越白。若冷硬，于火上烘之。拔至数十次，转成双圈。上案却用炒面放上，二人对扯，顺将炒面随手倾上，扯拔数十次，成细丝，却用刀切断分开，绾[⑥]成小窝。其拔糖上案时，转折成圈，扯开又转折成圈，如此数十遭，即成细丝。

酥儿印方 用生面搀豆粉同和，用手擀成条，如箸头大，切二分长，逐个用小梳掠印齿花收起。用酥油锅炸熟，漏杓捞起来，热洒白砂糖细末搅之。

荞麦花方 先将荞麦炒成花，量多少，将糖卤

加蜂蜜少许，一同下锅，不要动，熬至有丝，略大些，却将荞麦花随手下在锅内，搅匀，不要稀了。案上铺荞麦花，使不沾，将锅内糖花泼在案上擀开，切象眼块。

羊髓方 用羊乳子或牛乳子半瓶，搀水半盅，入白面三撮，滤过下锅，微微火熬之，待滚，随手下白沙糖，或糖霜亦可。然后用紧火，将木耙打一会，看得熟了，再滤过入壶，倾在碗内入供。

黑闰方 黑砂糖熬过，滤净，与糖卤对半相搀，下锅熬一顿饭时。将酥油半瓯在内共熬一回，用炒面随手加花椒末少许和成一块，上案擀开，切象眼块。

洒粹[⑦]你方 用熬蘑菇料熬成，不用核桃。舀上案，摊开，用江米末围定，铜圈印之，即是洒粹你。切象眼者，即名白糖块。

椒盐饼方 白面二斤，香油半斤，盐半两，好椒皮一两，茴香半两，三分为率，以一分纯用油椒盐、茴香和面为瓤，更入芝麻粗屑尤好。每一饼夹瓤一块，捏薄入炉。又法：用汤与油对半，内用糖与芝麻屑并油为瓤。

酥饼方 酥油四两，蜜一两，白面一斤，抻成剂，入印作饼上炉。或用猪油亦可，蜜二两尤妙。

风消饼方 用糯米二升，捣极细为粉，作四分，一分作饽，一分和水作饼，煮熟，和见在二分粉一小盏蜜半盏，正发酒醅，两块白饧[⑧]，同炖熔开，与粉饼擀作作春饼样薄皮，破不妨，鏊盘[⑨]上爆过，勿令焦，挂当风处。遇用，量多少入猪油中炸之，炸时用箸拨动。另用白糖炒面拌和得所，生麻布擦细，糁饼上。

又一方：只用细熟粉少许同煮，擀扯摊于筛上，晒至十分干。凡粉一斗，用芋末十二两。此法简妙。

肉油饼方　白面一斤，熟油一两，羊猪脂各一两，切如小豆大。酒二盏，与面搜和[10]，分作十剂，擀开，裹精肉，入炉内熠熟。

素油饼方　白面一斤，真麻油一两，搜和成剂，随意加砂糖馅，印脱花样，炉内炕熟。

雪花饼方　用十分头罗雪白面，蒸熟十分白色。凡用面一斤，猪油六两，香油半斤，将猪脂切作骰子块，和少水，锅内熬烊，莫待油尽，见黄焦色，逐渐笊出。未尽再熬，再笊。如此则油白，和面为饼。鏊盘底上，略放草柴灰，面铺纸一层，放饼在熯上。

芋饼方　生芋奶[11]捣碎，和糯米粉为饼，油煎。或夹糖豆沙在内亦可，或用椒、盐、糖，拌核桃、橙丝俱可。

韭饼方　带膘猪肉作臊子，油炒半熟。韭生用，切细，羊脂剁碎，花椒、砂仁、酱拌匀。擀薄饼两个，夹馅子熯之。荠菜同法。

白酥烧饼方　面一斤，油二两，好酒醅作酵，候十分发起即用，揉令十分似芝麻糖者。如前法，每面一斤，糖二两，可做十六个，熯。

黄精饼方　用黄精蒸熟者，去衣须，和炒熟黄豆，

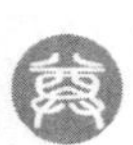

去壳捣为末，加白糖卤揉为团，作饼食，甚清。

卷煎饼方 饼与薄饼同，馅用猪肉二斤，猪脂一斤，或鸡肉亦可，大概如馒头馅，须多用葱白或笋干之类，装在饼内，卷作一条，两头以面糊粘住，浮油煎令红焦色，或只熯熟，五辣醋供。素馅同法。

糖榧方 白面入酵，待发，滚汤搜成剂，切作榧子样。下十分滚油炸过，取出，糖面内缠之。其缠糖与面对和成剂。

肉饼方 每面一斤，用油六两。馅子与卷煎饼同，拖盘熯，用饧糖煎色刷面。

油饫[12]儿方 面搜剂包馅作饫儿，油煎熟。馅同肉饼法。

麻腻饼子方 肥鹅一只，煮熟去骨，精肥各切作条子。用焯熟韭菜、生姜丝、茭白丝，焯过木耳丝、笋干丝，各排碗内蒸熟。麻腻并鹅汁，热滚浇饼，似春饼稍厚而小，每卷纳前味食之。

五香糕法 上白糯米，和粳米二六分，芡实干一分，人参、白术、茯苓、砂仁总一分，磨极细筛过，用白砂糖滚汤拌匀，上甑。粉一斗，加芡实四两，白术二两，茯苓二两，人参一两，砂仁一钱，共为细末，和之，白糖一升拌入。

松糕方 陈粳米一斗，砂糖三斤。米淘极净烘干，和糖，洒水入臼舂碎。于内留二分米拌，舂其粗令净。或和蜜，或纯粉，则择去黑色米。凡蒸糕须候汤沸，渐渐上粉，要使汤气直上，不可外泄，不可中阻。

其布宜疏，或稻草摊甑中。

裹蒸方 糯米蒸软熟，和糖拌匀，用箬叶裹作小角儿再蒸。

凡用香头法 砂糖一斤，大蒜三囊，大者切三分，带根葱白七茎，生姜七片，麝香如豆大一粒，置各件瓶底。次置糖在上，先以花箬扎之，次以油单纸封，重汤内煮周时，经年不坏。临用，旋取少许，便香。

煮砂团方 砂糖入赤豆，或绿豆，煮成一团。外以生糯米粉裹作大团蒸，或滚汤内煮亦可。

粽子法 用糯米淘净，夹枣、栗、柿干、银杏、赤豆。以茭叶或箬叶裹之。一法：以艾叶浸水裹，谓之艾香粽子。凡煮粽子，必用稻柴灰淋汁煮，亦有用些许石灰煮者，欲其茭叶青而香也。

玉灌肺方 真粉、油饼、芝麻、松子、胡桃、茴香，六味拌和成卷，入甑蒸熟，切作块子，供食美甚。不用油，入各物粉或面同拌蒸，亦妙。

臊子肉面方 猪肉嫩者，去筋皮骨，精肥相半，切作骰子块。约量水与酒，煮半熟，用胰脂研成膏，和酱倾入。次下香椒、砂仁，调和其味得所。煮水与酒不可多。其肉先下肥，又次下葱白，不可带青叶。临锅调绿豆粉作糨[13]。

馄饨方 白面一斤，盐三钱，和如落索面。更频入水搜和为饼剂，少顷操百遍，摘为小块，擀开，绿豆粉为饽，四边要薄，入馅其皮坚。膘脂不可搭在精肉，用葱白先以油炒熟，则不荤气。花椒、姜末、杏仁、砂仁、酱，调和得所，更宜笋菜，炸过莱菔之类，或虾肉、蟹肉、藤花、诸鱼肉，尤妙。下锅煮时，先用汤搅动，置竹筱[14]在汤内，沸，频频洒水，令汤常如鱼津[15]样滚，则不破，其皮坚而滑。

水滑面方　用十分白面，揉搜成剂，一斤作十数块，放在水内，候其面性发得十分满足，逐块抽拽下汤煮熟。抽拽得阔薄乃好。麻腻，杏仁腻、咸笋干、酱瓜、糟茄、姜、腌韭、黄瓜丝作齑头[16]。或加煎肉尤妙。

到口酥方　用酥油十两，白糖七两，白面一斤，将酥化开倾盆内。入白糖和匀，用手揉擦半个时辰，入面和作一处令匀。擀为长条，分为小烧饼，拖炉微微火熯熟食之。

柿霜清膈饼方　用柿霜二斤四两，橘皮半斤，桔梗四两，薄荷六两，干葛二两，防风四两，片脑一钱，共为末。甘草膏和，作印饼[17]食。一方：加川百药煎一两。

鸡酥饼方　白梅肉十两，麦门冬六两，白糖一斤，紫苏六两，百药煎四两，人参二两，乌梅二两，薄荷叶四两，共为末。甘草膏和匀，为饼或丸，上加白糖为衣。

梅苏丸方　乌梅肉二两，干葛六钱，檀香一钱，紫苏叶三钱，炒盐一钱，白糖一斤。上为末。将乌梅肉研如泥和料，作小丸子用。

水明角儿法　白面一斤，用滚汤内逐渐撒下，不住手搅成稠糊，分作一二十块，冷水浸至雪白，放桌上拥出水。入豆粉对配，搜作薄皮，内加糖果为馅。笼蒸食之，妙甚。

造栗腐法　罯栗和水研细，先布后绢滤去壳，入汤中如豆腐浆，下锅令滚，入绿豆粉搅成腐。凡栗二分，豆粉一分。芝麻同法。

麸鲊　麸切作细条一斤，红曲末染过，杂料物一升，笋干、红萝卜、葱白，皆用丝，熟芝麻、花椒二钱，砂仁、莳萝、茴香各半钱，盐少许，香油熟者三两，拌匀供之。用各物拌之下油锅炒为齑亦可。

煎麸　上笼麸坯，不用石压，蒸熟切作大片。料物、酒、酱，煮透晾干，油锅内浮煎用之。

神仙富贵饼　用白术一斤，菖蒲一斤，米泔水浸，刮去黑皮，切作片子。加石灰一小块同煮，去苦水曝干。加山药四斤，共为末，和面对配，作饼蒸食。或加白糖同和，擀作薄饼，蒸熯皆可。自有物外清香富贵。

造酥油法　用牛乳下锅滚一二沸，倾在盆内。候冷定，面上结成酪皮。将酪皮锅内煎油出，去粗，倾碗内，即是酥油。

光烧饼方　烧饼，每面一斤，入油两半，炒盐一钱，冷水和抻，轱辘槌研开，鏊上爆待硬，缓火内烧熟用，极脆美。

复炉烧饼法　核桃肉退去皮者一斤，剁碎，入蜜一斤。以炉烧酥油饼一斤为末，拌匀，捏作小团。

仍用酥油饼剂包之，作饼，入炉内烧熟。

糖薄脆法 白糖一斤四两，清油一斤四两，水二碗，白面五斤，加酥油、椒、盐、水少许，抻和成剂，擀薄如酒盅口大。上用去皮芝麻撒匀，入炉烧熟，食之香脆。

酥黄独方 熟芋切片，用杏仁、榧子为末，和面拌酱拖芋片，入油锅内炸食，香美可人。

高丽栗糕方 栗子不拘多少，阴干去壳，捣为粉。三分之一加糯米粉拌匀，蜜水拌润，蒸熟食之。以白糖和入，妙甚。

荆芥糖方 用荆芥细枝扎如花朵，蘸糖卤一层，蘸芝麻一层，焙干用。

花红饼方 用大花红，批[18]去皮，晒二日，用手压扁。又晒，蒸熟收藏。硬大者方好。须用刀划作瓜棱。

豆膏饼方 大黄豆炒去皮，为末，入白糖、芝麻、香头，和匀为印饼食之。

①行灶：可移动的灶。

②夏布：以苎麻为原料采用手工纺织方法制成的平纹布。

③熯：音 hàn，烘烤，干燥。

④海啰噼：疑为海哩噼（音不详），一种甜食。

⑤刳：音 tuán，割断，截断。此处指切。

⑥绾：音 wǎn，旋转打结。

⑦糗：音bó，米屑。
⑧饧：音xíng，用麦芽或谷芽熬成的饴糖。
⑨鏊盘：一种铁制的烙饼的炊具，平面圆形，中间稍凸。
⑩搜和：搅和，拌和。
⑪芋奶：即芋艿。植物名，地下块茎呈球形或卵形，富含淀粉，可供食用。
⑫餗：音jiá，饼也。
⑬糨：音jiàng，浆汁、浆糊。
⑭筱：音xiǎo，小竹、细竹。
⑮鱼津：水泡。
⑯齑头：调味的细碎咸菜。
⑰印饼：自家用印模印的一种糕。
⑱批：削、切。

法制[①]药品类

法制半夏 开胃健脾，止呕吐，去胸中痰满，兼下肺气。

半夏八两，圆白者，切二片 晋州绛矾四两 丁皮三两 草豆蔻二两 生姜五两，切成片

上件，洗半夏去滑，焙干。三药粗锉，以大口瓶盛。生姜片，前药一处用好酒三升浸，春夏三七日，秋冬一月，即取出半夏，水洗焙干，余药不用。不拘时候，细嚼一二枚，服至半月，咽喉自然香甘。

法制橘皮 《日华子》云："皮暖，消痰止嗽，破癥瘕痃癖。"

橘皮半斤，去瓤　白檀一两　青盐一两　茴香一两

上件四味，用长流水二大碗同煎，水干为度。拣出橘皮，放于磁器内，以物覆之，勿令透气。每日空心，取三五片细嚼，白汤下。

法制杏仁　疗肺气咳嗽，上气喘促，腹脾不通，心腹烦闷。

板杏一斤，滚灰水焯过，晒干，麸炒熟，炼蜜，拌杏仁匀，用下药末拌　茴香炒　人参　缩砂仁各二钱　粉草三钱　陈皮三钱　白豆蔻　木香各二钱

上为细末。拌杏仁令匀，每用七枚，食后服之。

酥杏仁法　杏仁不拘多少，香油炸，焦胡色为度。用铁丝结作网兜，搭起候冷定，食极脆美。

法制缩砂　消化水谷，温暖脾胃。

缩砂十两，去皮，以朴硝水浸一宿，晾干，以麻油焙燥，香熟为度　桂花　粉草各一钱半，以上共碾为末

上件，和匀为丸，遇酒食后，细嚼。

醉乡宝屑　解醒，宽中，化痰。

陈皮四两　缩砂四钱　红豆一两六钱　粉草二两四钱　生姜　丁香一钱，锉　葛根三两，以上共㕮咀　白豆蔻一两，锉　盐一两　巴豆十四粒，不去皮壳，用铁丝穿

上件，用水二碗煮，耗干为度，去巴豆，晒干。细嚼，白汤下。

木香煎 木香二两，捣罗细末，用水三升，煮至二升。入乳汁半升，蜜二两，再入银石器中，煎如稀面糊，即入罗过粳米粉半合。又煎，候米熟稠硬，擀为薄饼，切成棋子，晒干为度。

法制木瓜 取初收木瓜，于汤内焯过，令白色，取出放冷。于头上开为盖子，以尖刀取去瓤子，便入盐一小匙，候水出，即入香药：官桂、白芷、藁本、细辛、藿香、川芎、胡椒、益智子，砂仁，上件药捣为细末，一个木瓜，入药一小匙。以木瓜内盐水调匀，更曝，候水干，又入熟蜜令满，曝，直候蜜干为度。

法制虾米 虾米一斤，去皮壳，用青盐、酒炒，酒干，再添再炒，香熟为度 **真蛤蚧**青盐酒炙酥脆为度 **茴香**青盐酒炒，四两 **净椒皮**四两，青盐酒炒，不可过 **浊煮酒**约二升，用青盐调和为制

上先用蛤蚧、椒皮、茴香三味制虾米，以酒尽为度。候香熟，取上件和前三味一并拌匀，再用南木香粗末二两同和，乘热入器罨，四围封固，候冷取用。每一两空心盐酒嚼下。益精壮阳，不可尽述。

香茶饼子 孩儿茶、芽茶[②]四钱，檀香一钱二分，白豆蔻一钱半，麝香一分，砂仁五钱，沉香二分半，片脑四分，甘草膏和糯米糊搜饼。

法制芽茶 芽茶二两一钱作母，豆蔻一钱，麝香一分，片脑一分半，檀香一钱，细末，入甘草内缠之。

透顶香丸　孩儿茶、芽茶各四钱，白豆蔻一钱半，麝香五分，檀香一钱四分，甘草膏子丸。

硼砂丸　片脑五分，麝香四分，硼砂二钱，寒水石六两，甘草膏丸，朱砂四钱为衣。

山楂膏　山东大山楂刮去皮核，每斤入白糖霜四两，捣为膏，明亮如琥珀。再加檀屑一钱，香美可供。又可久放。

甘露丸　百药煎一两，甘松、诃子各一钱二分半，麝香半分，薄荷二两，檀香一钱六分，甘草末一两二钱五分，水拨丸[③]，晒干，用甘草膏子入麝香为衣。

咸杏仁法　用杏仁连皮，以秋石[④]和汤作卤，微拌，火上炒香燥，食之亦妙。

香橙饼子　用黄香橙皮四两，加木香、檀香各三钱，白豆仁一两，沉两一钱，荜澄茄一钱，冰片五分，共捣为末，甘草膏和成饼子入供。

莲子缠　用莲肉一斤，熟煮去皮心，拌以薄荷霜二两、白糖二两裹身，烘焙干入供。杏仁、榄仁、核桃，可用此制。

法制榧子　将榧子用磁瓦刮黑皮净，用薄荷霜、白糖熬汁，拌炒香燥入供。

法制瓜子　燕中大瓜子，用秋石化卤拌炒香燥入供。

橄榄丸　百药煎五钱，乌梅八钱，木瓜、干葛各一钱，檀香五分，甘草末五钱，甘草膏为丸，晒干用。

法制豆蔻　白豆蔻一两六钱，脑子一分，麝香半分，檀香七分五厘，甘草膏、豆蔻作母，脑麝为衣。

又制橘皮 塘南橘皮二十两，盐煮过。茯苓四钱，丁皮四钱，甘草末七钱，砂仁三钱，共为末，拌皮焙干入供。

煎甘草膏子法 粉草一斤，锉碎，沸汤浸一宿，尽入锅内满，用水煎至半，滤去渣，扭干取汁。再入锅，慢火熬至二碗。换大砂锅，炭火慢熬至一碗，以成膏子为度。其渣减水煎三两次，取入头汁内并煎。

升炼玉露霜方 用真豆粉半斤，入锅火焙无豆腥。先用干净龙脑薄荷一斤，入甑中，用细绢隔住，上置豆粉，将甑封盖，上锅蒸至顶热甚，霜已成矣。收起粉霜，每八两配白糖四两，炼蜜四两，拌匀，捣腻，印饼或丸。含之消痰降火，更可当茶，兼治火症。

升霜图

盖上火热手不可
按急急收粉随以
合子密封子口勿
令出气迟则气走
成饼莫晒阴干为
妙梅月勿制多霉

甑盖

甑制用木为
之用瓦甑妙
甚
隔
粉箱薄荷

砂锅
盛水不
可令干
口中气
热水少
须添

须大口看气

铁行灶

火门

注

①法制：即如法炮制。指按中药传统炮制法（相沿成习，为药业共同遵守的方法）加工中药材。一般加有其他辅料。

②芽茶：泛指以茶嫩芽制成的茶叶，上佳之品。

③水拔丸：疑为“水泛丸”，

指将药物研末，直接用水泛为丸。

④秋石：为人中白或食盐的加工品。

服食方类

高子曰：余录神仙服食方药，非泛常传本，皆余数十年慕道精力，考有成据，或得经验，或传老道，方敢镌入。否恐误人。知者，当着慧眼宝用。

服松脂三法　采上白松脂一升，即今之松香 桑灰汁一石

先将灰汁一斗，煮松脂半干，将浮白好脂摝入冷水，候凝，复以灰汁一斗煮之，又取如上。两人将脂团圆，扯长数十遍，又以灰汁一斗煮之，以十度煮完，遂成白脂。研细为末，每服一匙，以酒送下，空心，近午、晚日三服。服至十两不饥，夜视目明，长年不老。

又一法：以松脂一斤八两，用水五斗煮之，候消，去浊滓，取清浮者投冷水中。如此投煮四十遍，方换汤五斗，又煮。凡三次，一百二十遍止，不可率意便止。煮成脂味不苦为度。其软如粉，同白茯苓为粉，同炼脂乘软丸如豆大。每服三十丸，九十日止。久当绝谷，自不欲饮食矣。

又一蒸法：上白松脂二十斤为一剂，以大釜中着水，釜上加甑。甑中先用白茅铺密，上加黄山土一寸厚，筑实，以脂放上，以物密盖，勿令通气。灶用桑柴燃之，釜中汤干，以热水旋添，蒸一炊久，

乃接取脂入冷水中，候凝，又蒸。如此三遍，脂色如玉，乃止。每用白脂十斤，松仁三斤，柏子仁三斤，甘菊五升，共为细末，炼蜜为丸，桐子大。每服十丸，粥汤下。日三服或一服，百日以上不饥，延年不老，颜色莹润。

服雄黄三法 透明雄黄三两，闻之不臭，如鸡冠者佳，次用甘草、紫背天葵、地胆、碧棱花各五两，四味为末，入东流水，同雄黄煮砂罐内三日，漉出，捣如粗粉。入猪脂内蒸一伏时，洗出，又同豆腐内蒸，如上二次。蒸时，甑上先铺黄山泥一寸，次铺脂蒸黄，其毒去尽，收起成细粉。每黄末一两，和上松脂二两，为丸，如桐子大。每服三五丸，酒下。能令人久活延年，发白再黑，齿落更生，百病不生，鬼神呵护，顶有红光。无常[①]畏不敢近，疫疠不惹，特余事耳。

又制雄法：用明雄二两，先将破故纸四两、杏仁四两、枸杞四两、地骨皮四两、甘草四两，用水二斗，煎至一斗，去渣留汁。又取灶上烟筒内黑流珠四两，山家灶中百草霜四两，同雄一处研细，倾入药汁内熬干。入羊城罐内，上水下火，打四炷香取出，冷定收起。每用以治心疾风痹，并膈气咳嗽，每服一分，效。

又一法：以黄入鸭肚煮三日夜，取黄用者。

服椒法陈畔括为之歌。 “青城山老人，服椒得妙诀，年过九十余，貌不类期耋[②]。再拜而请之，忻然为我说：蜀椒二斤净，拣去梗核，及闭口者，

净称。解盐六两洁。其色青白，龟背者良。细研。掺盐慢火煮，煮透滚菊末。掺盐在椒上，用滚汤泡过椒五寸许，经宿，以银石器慢火煮，止留椒汁半盏。扫干地，铺净纸，倾椒在纸上，覆以新盆，封以黄土。经宿，取置盆内。将干菊花末六两，拌滚令匀，更洒所余椒汁。然后摊于筛子内晾干。菊须花小、色黄、叶厚、茎紫、气香、味甘、名曰甘菊，蕊可作羹者为真。阴干为末。初服十五丸，早晚不可辍。每月渐渐增，累之至二百。初服之月，早十五，晚如之。次月早晚各二十粒。第三月，增十粒，至二百粒止。盐酒或盐汤，任君意所啜。服及半年间，胸膈微觉塞。每日退十丸，还至十五粒。俟其无碍时，数复如前日，服半年后，觉胸膈间横塞如有物碍，即每日退十粒，退至十五粒止。俟其无碍，所服仍如前。常令气熏蒸，否则前功失。须始终服之，令椒气早晚熏蒸。如一日不服，则前功俱废矣。饮食蔬果等，并无所忌节。一年效即见，容颜顿悦泽。目明而耳聪，乌须而黑发。补肾轻腰身，固气益精血。椒温盐亦温，菊性去烦热。四旬方可服，服之幸毋忽。逮至数十年，功与造化埒[③]。耐老更延年，不知几岁月。四十岁方可服，若四十岁服至老，只如四十岁人颜容，此其验也。嗜欲若能忘，其效尤卓绝。我欲世人安，作歌故怛切[④]。”

服豨莶法 豨莶俗名火枕[⑤]草，春生苗叶，秋初有花，秋末结实。近世多有单服者，云甚益元气。蜀人服之法：五月五日，六月六日，九月九日，采其叶，去根茎花实，净洗曝干。入甑，层层洒酒，与蜜蒸之。如此九过则已，气味极香美。熬捣筛，蜜丸服之，云治肝肾风气，四肢麻痹，骨间疼，腰膝无力，亦能行大肠气。张垂崖进呈表云："谁知至贱之中，乃有殊常之效，臣吃至百服，眼目轻明，至千服，髭鬓乌黑，筋力较健，效验多端。"陈书林《经验方》叙述甚详，疗诸疾患，各有汤使。今人采服，一就秋花成实后，和枝取用，洒酒蒸曝，杵臼中舂为细末，炼蜜为丸服之。

服桑椹法 桑椹利五脏关节，通血气，久服不饥。多收晒干，捣末，蜜和为丸。每日服六十丸，变白不老。取黑椹一升，和蝌蚪一升，瓶盛封闭悬屋东头，尽化为泥，染白如漆。又取二七枚，和胡桃二枚，研如泥，拔去白发，填孔中，即生黑发。出《本草拾遗》。

鸡子丹法 养鸡雌雄纯白者，不令他鸡同处。生卵扣一小孔，倾去黄白，即以上好旧坑辰砂为末，朱砂有毒，选豆瓣旧砂，豆腐同煮一日，为末。和块入卵中，腊封其口。还令白鸡抱之，待雏出药成，和以蜜，服如豆大。每服二丸，日三进，久服长年延算。

苍龙养珠万寿紫灵丹 丹法：入深山中，选合抱大松树，用天月德金木并交日上，腰凿一方孔，方圆三四寸者，入深居松之中，止。孔内下边凿一深凹。次选上等旧坑辰砂一斤，明透雄黄八两，共为末，和作一处，绵纸包好，外用红绢囊裹缝封固，纳松树中空处，以茯苓末子填塞完满。外截带皮如孔大楔子敲上，用黑狗皮一片钉遮松孔。恐有灵神取砂，令山中人看守。取松脂升降灵气，将砂雄养成灵丹。入树一年后，夜间松上有萤火光，二年渐大，三年光照满山。取出二末，再研如尘，枣肉为丸，如梧子大。先以一盘献祝天地神祇，后用井花水清晨服一二十丸，一月后，眼能夜读细书，半年，行若奔马。一年之后，三尸消灭，九虫遁形。玉女来卫，六甲行厨，再行阴功积德，地仙可位。松乃苍龙之精，砂乃赤龙之体，得天地自然升降水火之气而成丹，非人间作用，其灵如何。

九转长生神鼎玉液膏　白术气性柔顺而补，每用二斤，秋冬采之，去粗皮　赤术即苍术也，性刚雄而发，每用十六两，同上

二药用木石臼捣碎，入缸中，用千里水浸一日夜，山泉亦好。次入砂锅煎汁一次，收起，再煎一次。绢滤渣净，去渣，将汁用桑柴火缓缓炼之，熬成膏，磁罐盛贮封好，入土埋一二日出火气。用天德日服，三钱一次，白汤调下，或含化俱可。久服轻身延年，悦泽颜色，忌食桃李、雀、蛤、海味等食。更有加法，名曰“九转”。

二转加人参三两，煎浓汁二次熬膏，入前膏内。名曰长生神芝膏。

三转加黄精一斤，煎汁熬膏，加入前膏内。名曰三台益算膏。

四转加茯苓、远志，去心，各八两熬膏，加入前膏。

名曰四仙求志膏。

五转加当归八两，酒洗熬膏和前膏内。名曰五老朝元膏。

六转加鹿茸、麋茸，各三两、研为末熬膏和前膏内。名曰六龙御天膏。

七转加琥珀，红色如血者佳。饭上蒸一炊为细末，一两，和前膏内。名曰七元归真膏。

八转加酸枣仁，去核净肉八两，熬膏和前膏内。名曰八神卫护膏。

九转加柏子仁，净仁四两，研如泥，加入前膏内。名曰九龙扶寿膏。

丹用九法加入，因人之病而加损故耳。又恐一并炼膏，有火候不到，药味有即出者，有不易出者，故古圣立方，必有妙道。

玄元护命紫芝杯　此杯能治五劳七伤，诸虚百损，左瘫右痪，各色风疾，诸邪百病。昔有道人王进服之，临死，见二鬼排闼[6]视立久之而去。后梦一人语之曰："道者当死，昨有无常二鬼来拘，因公服丹砂之灵，四面红光，鬼不能近而去。过此，公寿无量。"此道后活三百余岁仙去。

用明净朱砂一斤半，先取四两入水火阳城罐，打大火一日一夜，取出研细。又加四两，如此加添打火六次足，共为细末。将打火铁灯盏改打一铁大酒杯样，摩光作塑，悬入阳城罐内。铁杯浑身贴以金箔五层厚，罐内装砂，口上加此杯盏，打大火三日夜，铁盏上面，时加水擦，内结成杯在于塑上，取下。每用好明雄三厘，研入朱杯内，冲热酒服。二杯一次，收杯再用，妙不尽述。

《太清经》说神仙灵草菖蒲服食法 法用三月三日，四月四日，五月五日，六月六日，七月七日，八月八日，九月九日，十月十日，采之。须在清净石上水中生者，仍须南流水边者佳，北流者不佳。采来洗净，细去根上毛须令尽，复以袋盛之，浸净水中，去浊汁，硬头薄切，就好日色曝干，杵罗为细末。择天德黄道吉日合之。和法：用陈糯米水浸一宿，淘去米泔，砂石盆中研细末，火上煮成粥饮。将前蒲末和抻，须多手为丸，免得干燥难丸。丸如梧桐子大，晒干，用盒收贮。初服十丸一次，嚼饭一口，和丸咽下。后用酒下，便吃点心更佳。百无所忌，惟身体觉暖，用秦艽一二钱煎汤，待冷饮之即定，盖以艽为使也。服至一月，和脾消食；二月，冷疾尽除；百日后，百疾消灭。其功镇心益气，强志壮神，填髓补精，黑发生齿。服至十年，皮肤细滑，面如桃花，精邪不干，永保长生度世也。

神仙上乘黄龙丹方 赤石脂十两　黄牛肉汁三大升　明乳香一斤　白蜜一斤　甘草末三两　白粳米三斗五升，分作五分炊药，以熟为度

上六味，将赤石脂为末，以生绢夹袋子盛贮于泔水盆内浸半日。以手揉搓药袋，摆在水中，澄底石末刮下，纸上控干。取净细末五两，入银盒内盛

之，无银盒用青白磁圆盒亦可。第一次，须初七八日淘米七升，上甑，以药盒安米中炊之，以饭熟为度。收去盒盖，星辰下露一宿。第二次，以月望前后，如上炊饭七升，蒸盒，夜露月明中一宿。第三次，以二十四日前后旦晨，依前法炊饭七升，将盒安内蒸之，去盖，晒于日中，取足日月星三光之气。第四次，先将牛乳汁三升入砂锅，炭火逼令如鱼眼沸，下乳香末，候化，入前三次蒸过赤石脂末，倾牛乳汁内，用柳条搅匀，倾在乳钵内细研，复入原蒸盒内。又用七升米炊之，将盒安置米中，米熟取起。第五次，以蜜二斤入砂锅内，慢火逼之如鱼眼滚起，将蒸过盒内药物倾入蜜内，用柳木不住手搅匀。入甘草末三两同熬，带湿便住。再用米七升入甑，安盒入米中蒸之，饭熟取起。以盒入水盆内，浸盒底半日，不令水入盒内，取起，以净器收贮。初服，选天月德黄道吉日，清晨空心，焚香面东七拜，好酒调下一匙。续此乃稀世延年仙丹，无金石之毒，亦无误生之理。服食之后，乃得四气调和，百骸舒畅，功妙无穷。但许度人，不得索利，则效乃神速。续此丹服之旬余，自觉脏腑通快，精神清爽，凡风劳冷气一切难病，悉皆除去。若服两料，则寿延百岁。凡人须养脾，脾养则肝荣，肝荣则心壮，心壮则肺盛，肺盛则元藏实，元藏实则根本固。是为深根固蒂，长生久视妙道，在此药中得矣，岂寻常之药物也哉？

合药器用如下：

大小银盒锅二具，小容五六两，药盒子，有盖者，大容五斗，磁锅有银绝妙。新瓦盆三个，盛一斗豆者。木甑一个，容斗饭者。盖甑盆一只，新锅灶一副，乳钵一个，竹木匙大小二个，柳木锹三五把，小笊篱一把，柴用一百斤。

枸杞茶　于深秋摘红熟枸杞子，同干面拌和成剂，擀作饼样，晒干，研为细末。每江茶一两，枸杞子末二两，同和匀，入炼化酥油三两，或香油亦可。旋添汤搅成膏子，用盐少许，入锅煎熟饮之，甚有益及明目。

益气牛乳方　黄牛乳最宜老人，性平，补血脉，益心气，长肌肉，令人身体康强润泽，面目光悦，志不衰。故人常须供之，以为常食，或为乳饼，或作乳饮等，恒使恣意充足为度。此物胜肉远矣。

铁瓮先生琼玉膏　此膏填精补髓，肠化为筋，万神俱足，五脏盈溢，发白变黑，返老还童，行如奔马。日进数服，终日不食亦不饥，开通强志，日诵万言，神识高迈，夜无梦想。服之十剂，绝其欲，修阴功成地仙矣。一料分五处，可救五人痈疾；分十处，可救十人痨疾。修合之时，沐俗至心，勿轻示人。

新罗参二十四两，去芦　生地黄一十六斤，取汁　白茯苓四十九两，去皮　白沙蜜十斤，炼净

上件，人参、茯苓为细末用。蜜生绢滤过，地黄取自然汁，捣时不用铜铁器，取汁尽，去滓。用药一处拌和匀，入银石器或好磁器内，用净纸

二三十重封闭。入汤内，以桑柴火煮三昼夜，取出，用蜡纸数重包瓶口，入井中去火毒。一伏时取出，再入旧汤内煮一日，出水气，取出，开封，取三匙作三盏，祭天地百神，设拜至诚端心。每日空心酒调一匙头服。原方如此，但痨嗽气盛，血虚肺热者，不可用人参。

地仙煎 治腰膝疼痛，一切腹内冷病，令人颜色悦泽，骨髓坚固，行及奔马。

山药一斤 杏仁一升，汤泡去皮尖 生牛乳二斤

上件，将杏仁研细，入牛乳和山药拌绞取汁，用新磁瓶密封，汤煮一日。每日空心酒调服一匙头。

金髓煎 延长益寿，填精补髓，久服发白变黑，返老还童。

枸杞子不拘多少，采红熟者

上用无灰酒浸之，冬六日，夏三日，于砂盆内研令极细，然后以布袋绞取汁，与前浸酒一同慢火熬成膏，于净磁器内封贮，重汤煮之。每服一匙，入酥油少许，温酒调下。

天门冬膏 去积聚风痰癫疾，三虫伏尸，除瘟疫，轻身益气，令人不饥，延年不老。

天门冬不以多少，去皮去心、根须洗净

上件捣碎，布绞取汁，澄清滤过，用磁器、砂锅，或银器，慢火熬膏。每服一匙，空心，温酒调下。

不畏寒方 取天门冬、茯苓为末，或酒或水调服之。每日频服，大寒时汗出单衣忘冷。

服五加皮说 舜尝登苍梧，曰："厥金玉香草。"即五加皮也，服之延年。故曰："宁得一把五加，不用金玉满车；宁得一斤地榆，不用明月宝珠。"昔鲁定公母，单服五加皮酒，以致延生。如张子声、杨始建、王叔才、于世彦等皆古人，服五加皮酒，房室不绝，皆寿考多子。世世有服五加皮酒，而获年寿者甚众。出《东华真人煮石经》。

服松子法 不以多少，研为膏，空心温酒调下一匙。日三服，则不饥渴；久服，日行五百里，身轻体健。

服槐实法 于牛胆中渍浸百日，阴干。每日吞一枚，百日身轻，千日白发自黑，久服通明。

服莲花法 七月七日采莲花七分，八月八日采莲根八分，九月九日采莲子九分，阴干食之，令人不老。

服食松根法 取东行松根，剥取白皮，细锉曝燥，捣筛，饱食之，可绝谷，渴则饮水。

服食茯苓法 茯苓削去黑皮，捣末，以醇酒于瓦器中渍令淹足。又瓦器覆上，密封泥涂。十五日发，当如饵食造饼，日三，亦可屑服方寸匕。不饥渴，除病延年。

服食术法 於潜术一石，净洗捣之，水二石，渍一宿，煮减半。加清酒五升，重煮，取一石绞去滓，更微火煎熬。纳大豆末二升，天门冬末一升，搅和丸如弹子。旦服三丸，日一，或山居远行代食。耐风寒，延寿无病。此崔野子所服法。天门冬去心皮也。

服食黄精法 黄精细切一石，以水二石五升，一云六石，微火煮，旦至夕，熟出使冷，手擂碎，布囊榨汁煎之。滓曝燥捣末，合向釜中煎熬，可为丸如鸡子。服一丸，日三服，绝谷，除百病，身轻体健，不老。少服而令有常，不须多而中绝。渴则饮水云。此方最佳，出《五符》中。

又法：取黄精捣捩，取汁三升，若不出，以水浇榨取之。生地黄汁三升，天门冬汁三升，合微火煎减半。纳白蜜五斤，复煎，令可丸，如弹丸。日三服，不饥，美色。亦可止榨取汁三升，汤上煎可丸。日服如鸡子大一枚，再服三十日，不饥，行如奔马。天门冬去心皮。

服食葳蕤法 常以二月九日，采叶切干，治服方寸匕，日三。亦依黄精作饵法服之。导气脉，强筋骨，治中风，跌筋结肉，去面皱，好颜色，久服延年神仙。

服食天门冬法 干天门冬十斤，杏仁一升，捣末蜜溲[⑦]。服方寸匕，日三夜一。甘始[⑧]所服，名曰仙人粮。

服食巨胜法 胡麻肥黑者，取无多少，簸治蒸之，令热气周遍如炊顷，便出曝，明旦又蒸曝，凡九过，止。烈日亦可一日三蒸曝，三日凡九过。燥讫，以汤水微沾，于臼中捣使白。复曝燥，簸去皮，熬使香，急手捣下粗筛，随意服，日二三升。亦可以蜜丸如鸡子大，日服五枚。亦可饴和之，亦可以酒和服。稍稍自减，百日无复病，一年后身面滑泽，水洗不着肉，五年，水火不害，行及奔马。

神仙饵蒺藜方 蒺藜一石，常以七八月熟，收之。采来曝干，先入臼舂去刺，然后为细末。每服二匙，新水调下，日进三服，勿令断绝，服之长生。服一年后，冬不寒，夏不热。服之二年，老返少，头白再黑，齿落更生。服至三年，身轻延寿。

神仙服槐子延年不老方 常以十月上巳日，取在新磁器内盛之，以盆合其上，密泥勿令走气。三七日开取，去皮。从月初，日服一粒，以水下，日加一粒，直至月半，却减一粒为度。终而复始，令人可能夜看细书，久服此，气力百倍。

辟谷住食方 秫米一斗，麻油六两炒，冷 盐末 川姜 小椒各等份，十两 蔓菁子三升 干大枣五升

上六味，为细末。每服一大匙，新水调下，日进三服。如饥渴，渐有力，如吃诸般果木茶汤任意。不可食肉，大忌也。食品大忌有八：

走死的马，饮杀的驴，胀死的牛，红眼的羊，
自死的猪，有弹的鳖，怀胎的兔，无鳞的鱼。

古书云："皆不可食之。若食之者，生百疾也。"

辟谷避荒方 永宁二年二月十七日，黄门侍郎刘景先表言："臣遇太白山隐士得此方，臣闻京师米粮大贵，宜以此济之。令人不饥，耳目聪明，颜

色光泽。如有诳妄，臣一家甘受刑戮。四季用黑豆五升，净洗后，蒸三遍，晒干去皮。又用大火麻子三升，汤浸一宿，漉出晒干，胶水拌晒，去皮，淘净，蒸三遍，碓捣。次下黄豆，共为细末，用糯米粥合成圆，如拳大，入甑蒸。从夜至子住火，至寅取出，于磁器内盛，盖不令风干。每服三块，但饱为度，不得食一切物。第一顿，七日不饥；第二顿，七七日不饥；第三顿，三百日不饥，容颜佳胜，更不憔悴。渴即研火麻子浆饮，更滋润脏腑。若要重吃物，用葵子三合，杵碎，煎汤饮，开导胃脘，以待冲和，无损。”此方勒石汉阳军大别山太平兴国寺。

紫霞杯方此至妙秘方。　此杯之药，配合造化，调理阴阳，夺天地冲和之气，得水火既济之方。不冷不热，不缓不急，有延年却老之功，脱胎换骨之妙。大能清上补下，升降阴阳，通九窍，杀九虫，除梦泄，悦容颜，解头风，身体轻健，脏腑和同。开胸膈，化痰涎，明目，润肌肤，添精，蠲疝坠。又治妇人血海虚冷，赤白带下。惟孕妇不可服。其余男妇老少，清晨，热酒服二三杯，百病皆除，诸药无出此方。用久杯薄，以糠皮一碗，坐杯于中，泻酒取饮。若碎破，每取杯药一分，研入酒中充服，以杯料尽，再用另服。

真珠一钱　琥珀一钱　乳香一钱　金箔二十张　雄黄一钱　阳起石一钱　香白芷一钱　朱砂一钱　血竭一钱　片脑一钱　潮脑[⑨]一钱，倾杯方入　麝香

七分半　甘松一钱　三奈一钱　紫粉一钱　赤石脂一钱　木香一钱　安息一钱　沉香一钱　没药一钱

制硫法：用紫背浮萍于罐内，将硫磺以绢袋盛，悬系于罐中，煮滚数十沸，取出候干，研末十两，同前香药入铜杓中，慢火熔化。取出，候火气少息，用好样银酒盅一个，周围以布纸包裹，中开一孔，倾硫磺于内，手执酒盅旋转，以匀为度，仍投冷水盆中，取出。有火症者勿服。

升玄明粉法　好净皮硝五斤，皂角半斤，白萝卜十数斤，切片，用水大半坛，煮滚十数次，漉出萝卜勿用，仍切萝卜再煮。如此三四次，以萝卜无咸味为度。再用稀绢滤去渣，以锅盛之，露一宿。次日锅中皆牙硝，取出以绵纸袋盛裹，悬于当风去处，自化成粉。夏月，每粉一两，用甘草末一钱和之。每服一钱，沸汤调下。大能解暑热，化顽结老痰，从后泻出。痰火圣药。

河上公服芡实散方　干鸡头实去壳　忍冬茎叶拣无虫污新肥者，即金银花也　干藕各一斤

上三味为片段，于甑内炊熟，曝干，捣罗为末。每日食后，冬汤夏水服一钱匕。久服益寿延年，身轻不老，悦颜色，壮肌肤，健脾胃，去留滞。功妙难尽，久则自知。

服天门冬法　取天门冬二斤，熟地黄一斤，捣罗为末，炼蜜为丸，如弹子大。每服三丸，以温酒调下，日三服。久服强骨髓，驻容颜，去三尸，断谷轻身，

延年不老，百病不生。若以茯苓等份为末同服，天寒单衣汗出。忌食鲤鱼并腥膻之物。

服藕实茎法 味甘平寒无毒，主补中养神，益气力，除百病。久服，轻身耐老，不饥延年。一名水芝。《丹药性论》云："藕汁亦单用，味甘，能消瘀血不散。节捣汁，主口鼻吐血不止，并皆治之。"又云："莲子性寒，主五脏不足，伤中气绝，利益十二经脉血气。生食微动气，蒸食之良。又，熟，去心为末，蜡蜜和丸。日服十丸，令人不饥。此方仙家用尔。"陈藏器云："荷鼻[10]味苦平，无毒，主安胎，去恶血，留好血。血痢，煮服之即止。荷叶并蒂及莲房，主血胀腹痛，产后胎衣不下，酒煮服。又，食野菌毒，用水煮服。藕粉，水云深处曾制，取粗者，洗净捣烂，布绞取汁，以密布再滤过，澄去上清水。如汁稠难澄，添水搅即成为粉。服之，轻身延年。"

服朱砂雄黄杯法 碾好辰砂为细末，白蜡溶开，入砂，倾入酒盅内，如前法取起成杯。有宁心安神，延年益算之功。用雄黄者，亦如此法。有解毒辟百虫之力。恐二杯皆不如紫霞杯之妙也。

神仙巨胜丸方 轻身壮阳，却老还童，去三尸，下九虫，除万病。

巨胜酒浸一宿，九蒸九曝　牛膝酒浸，切，焙　巴戟天去心　天门冬去心，焙　熟干地黄焙　柳桂去粗皮　酸枣仁　覆盆子　菟丝子酒浸，别捣，焙干　山萸　远志去心　菊花　人参　白茯苓去黑皮，

各一两

上一十四味，拣择净，捣罗为末，炼蜜为丸，如梧桐子大。每服，空心温酒下二十丸。服一月，身轻体健，万病不侵。

服柏实法 古于八月，合取柏房，曝之令拆，其子自脱。用清水淘取沉者，控干，轻椎取仁，捣罗为细末。每服二钱匕，酒调下，冬月温酒下。早晨、日午、近晚各一服，稍增至四五钱。加菊花末等份，蜜丸如梧桐子大。每服十丸、二十丸，日三服，酒下。

服食大茯苓丸方 白茯苓去黑皮 茯神抱木者，去木 大枣 桂去粗皮，各一两 人参 白术 远志去心，炒黄 细辛去苗叶 石菖蒲一寸九节者，米泔浸三日，日换泔浸，碎切曝干，各十二两 甘草八两，水蘸，擘破，炙 干姜五两，炮裂

上十一味，捣罗为末，拣蜜黄色，掠去沫，停冷拌和为丸，如弹子大。每服一丸，久服不饥不渴。若曾食生菜、果子，食冷水不消者，服之立愈。五脏聚积气逆，心腹切痛，结气腹胀，吐逆不下食，生姜汤下。羸瘦，饮食无味，酒下。但服之，去万病，令人长生不老。合时须辰日辰时，于空室中，衣服洁净，不得令鸡犬、妇人、孝子见之。

李八伯杏金丹方 取肥实杏仁五斗，以布袋盛，用井花水浸三日。次入甑中，以帛覆之，上铺黄泥五寸，炊一日，去泥取出，又于粟中炊一日，又于小麦中炊一日。压取油五升，澄清，用银瓶一只，

打如水瓶样，如元银者，用好砂罐为之。入油在内，不得满。又以银圆叶可瓶口大小盖定，销银汁，灌固口缝，入于大釜中，煮七复时[11]，常拨动，看油结，打开取药入器中，火消成汁，倾出放冷，其色如金。后入臼中捣之，堪丸，即丸如黄米大。空心，旦暮酒下，或用津液下二十丸。久服保气延年，发白变黑，能除万病。

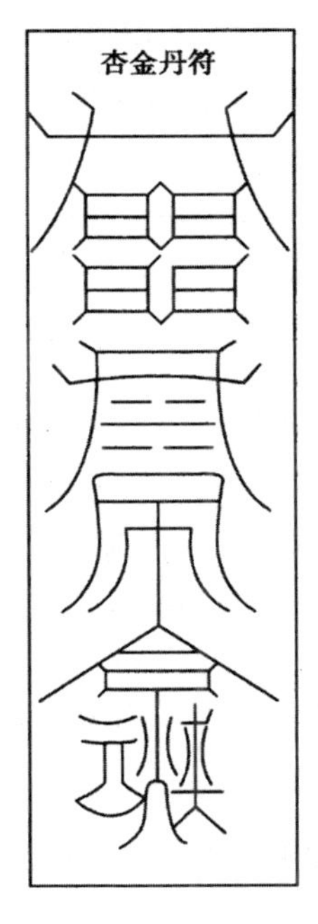

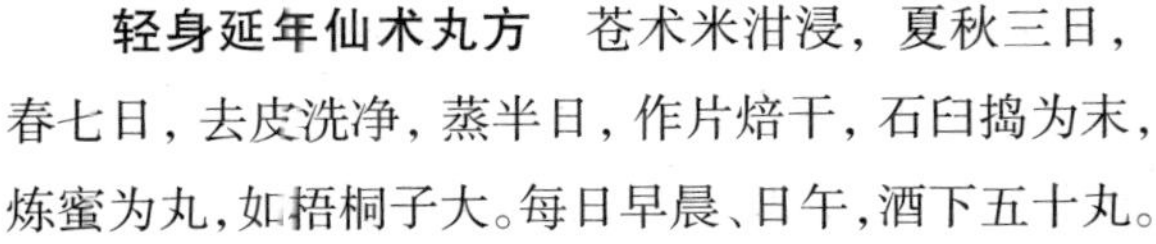

轻身延年仙术丸方　苍术米泔浸，夏秋三日，春七日，去皮洗净，蒸半日，作片焙干，石臼捣为末，炼蜜为丸，如梧桐子大。每日早晨、日午，酒下五十丸。

枸杞煎方 采枸杞子，不拘多少，去蒂，清水净洗，漉出控干。用夹布袋一枚，入枸杞子在内，于净砧上碓压，取自然汁，澄一宿，去清，石器内慢火熬成煎，取出，磁器内收。每服半匙头，温酒调下。明目驻颜，壮元气，润肌肤，久服大有益。如合时天色稍暖，其压下汁，更不用经宿。其煎熬下三两年并不损坏。如久远服，多煎下亦无妨也。

保镇丹田二精丸方 用黄精去皮 枸杞子各二斤

上二味，各八九月间采取。先用清水洗黄精一味令净，控干，细锉，与枸杞子相和，杵碎，拌令匀，阴干，再捣罗为细末，炼蜜为丸，如梧桐子大。每服三五十丸，空心、食前温酒下。常服助气固精，补镇丹田，活血驻颜，长生不老。

万病黄精丸方 用黄精十斤，洗净，蒸令烂熟 白蜜三斤 天门冬三斤，去心，蒸令烂熟

上三味，拌和令匀，置于石臼内捣一万杵。再分为四剂，每一剂再捣一万杵，过烂取出，丸如梧桐子大。每三十丸，温酒服下，日三，不拘时服。延年益气，治疗万病，久服可希仙位。

却老七精散方 用茯苓（天之精）三两 地黄花（地之精） 桑寄生（木之精）各二两 菊花（月之精）一两三分 竹实[12]（日之精） 地肤子（星之精） 车前子（雷之精）各一两三分

上七种，上应日月星辰，欲合药者，以四时旺相日，先斋戒九日，别于静室内焚香修合捣罗为细

散。每服三方寸匕，以井花水调下，面向阳服之。须阳日一服，阴日二服，满四十九日，即能固精延年，却除百病，聪明耳目，甚验。地黄花须四月采，竹实似小麦，生蓝田竹林中。

去三尸灭百虫美颜色明耳目雄黄丸 用雄黄透明如鸡冠，不杂石，捣罗一两 松香采明净纯白者，水中煮一二炊，将浮起者取用，如前法

上二物和匀，杵为丸，弹子大。每早酒下一丸。服十日，三尸百虫自下出，人面紫黑气色皆除。服及一月，百病自瘥。常须清净，勿损药力。

①无常：勾摄生魂致人于死地的阴曹使者。
②期耋：期，指一百岁。耋（dié），指八十岁。
③埒：音liè，相等，同等。
④怛切：怛，音dá。忧伤而悲切。
⑤忺：音xiān，高兴，惬意。
⑥排闼：闼（tà），门。排闼，推开门。
⑦溲：浸泡。
⑧甘始：东汉太原人，传说中得道成仙之人。
⑨潮脑：樟脑。
⑩荷鼻：即荷叶蒂。
⑪复时：一复时为一昼夜。
⑫竹实：竹类植物的颖果，有益气的功效。

高子论房中药物之害

高子曰：自比觉泥水之说[1]行，而房中之术横矣。因之药石毒人，其害可胜说哉！夫人之禀受父母精血，厚者其生壮，即多欲尚可支；薄者其生弱，虽寡欲犹不足。故壮者恣欲而毙者有之，未有弱者恣欲而寿者矣。饮食男女，人之大欲也，不可已亦不可纵。纵而无厌，疲困不胜，乃寻药石以强之，务快斯欲，因而方人术士得以投其好，而逞其技矣。构热毒之药，称海上奇方：入于耳者，有耳珠丹；入于鼻者，有助情香；入于口者，有沉香合；握于手者，有紫金铃；封于脐者，有保真膏、一丸金、蒸脐饼、火龙符；固于腰者，有蜘蛛膏、摩腰膏；含于龟[2]者，有先天一粒丹；抹其龟者，有三厘散、七日一新方；缚其龟根者，有吕公绦、硫磺箍、蜈蚣带、宝带、良宵短、香罗帕；兜其小腹者，有顺风旗、玉蟾裩、龙虎衣；搓其龟者，有长茎方、掌中金；纳其阴户者，有揭被香，暖炉散、窄阴膏、夜夜春；塞其肛门者，有金刚楔。此皆用于皮肤，以气感肾家相火，一时坚举，为助情逸乐。用不已，其毒或流为腰疽，聚为便痈；或腐其龟首，烂其肛门。害虽横焰，尚可解脱，内有一二得理，未必尽虎狼也。若服食之药，其名种种，如：桃源秘宝丹、雄狗丸、闭精符之类颇多。药毒误人，十服九毙，不可救解，往往奇祸惨疾，溃肠裂肤。前车可鉴，此岂人不知也？欲胜于知，甘心蹈刀。观彼肥甘醇厚，三餐调护，尚不能以月日起人癯瘠[3]，使精神充满；矧以些少丸末之药，顷刻间致痿阳可兴，疲力可敌，其功何神？不过仗彼热毒，如蛤蚧、海马、狗肾、地龙、麝脐、石燕、倭硫、阳起、蜂房、蚁子之类，譬之以烈火灼水，燔焰煎爆。故肾脏一时感热而发，岂果仙丹神药，乃尔灵验效速也耶？保生者，可不惕惧以痛绝助长之念！

客曰："某某者，每用某药，今以寿考，何子之泥也？"余曰："是诚有之也。但外用者十全二三，内服者无一全于十百。若内若外，岂真无异术者哉？何能得其异传？况比觉为大道旁门，得阴阳之妙用，率归正脉。其说匪徒淫姤快欲之谓。人之一身，运用在于任、督二脉。督为阳父，任为阴母。尾闾、夹脊为督脉之关，中脘、膻中为任脉之窍。任气聚于气海，督气聚于泥丸。故阴阳升降，吸即升也，起于脐；呼即降也，转于脑。其行气交会，行之至肛门，紧提则气会；行之至地户[4]，紧闭则气交。真气一降，则天气入交于地根[5]，得土则止；真气一升，则谷气出接于天根[6]，逢土则息。此为阴阳大窍，其理最显最密，所谓性与命相守，神与气相依者此耳。故《经》曰：'神驭气，气留形，不须别药可长生。如此朝朝并暮暮，自然精满谷神存。'生死要关，须知穷此妙境，为吾生保命大药，乃于金石虎狼，求全造化神灵，其谬失不既多乎？吾重为死不知害者感也！"

注

①泥水之说：道家及方士修炼的一种邪说。

②龟：指男性外生殖器。

③癯瘠：癯，音 qú。瘦削。

④地户：指口。

⑤地根：指口。

⑥天根：指鼻。

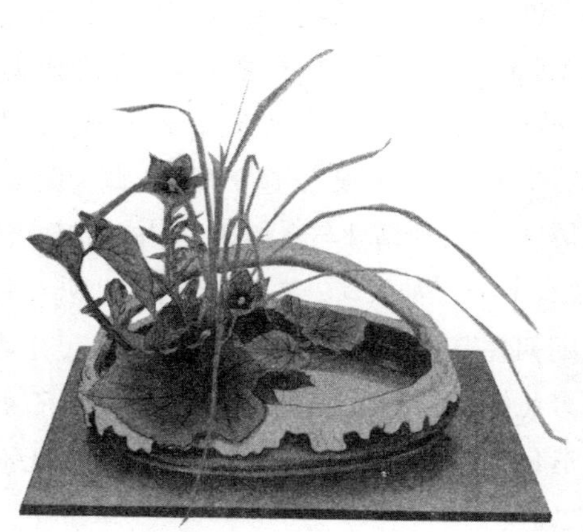

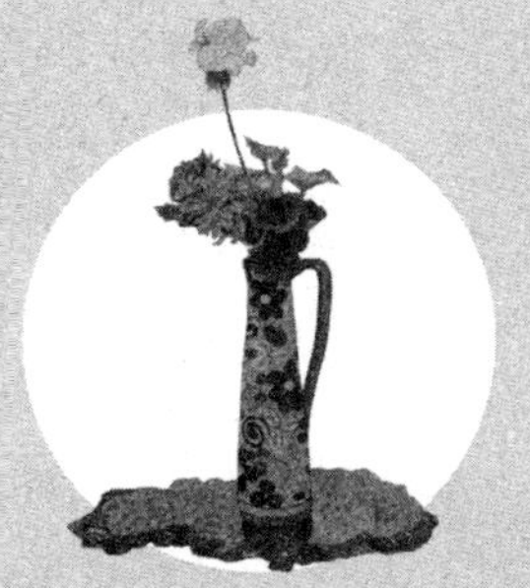

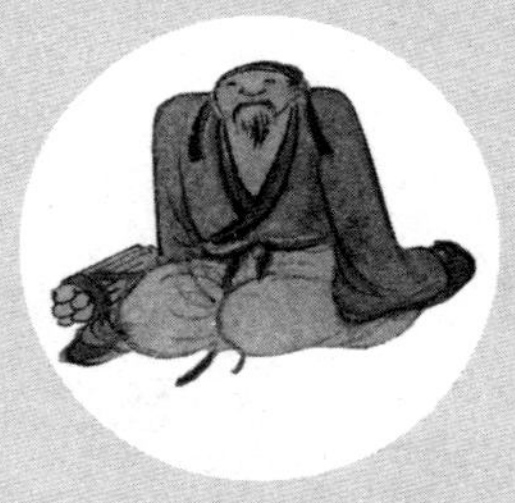

遵生八笺